Adrián ⌐

Evaluación del desempeño ᴅᴏᴄᴇ⌐ᴛᴇ ⌐⌐

Adrián Alejandro Martínez-González
Melchor Sánchez M.
Adrián Israel Martínez F.

Evaluación del desempeño docente en educación médica

Hacia el perfeccionamiento de la enseñanza de la medicina

Editorial Académica Española

Impresión

Información bibliográfica publicada por Deutsche Nationalbibliothek: La Deutsche Nationalbibliothek enumera esa publicación en Deutsche Nationalbibliografie; datos bibliográficos detallados están disponibles en internet en http://dnb.d-nb.de.

Imagen de portada: www.ingimage.com

Editor: Editorial Académica Española es una marca de
LAP LAMBERT Academic Publishing GmbH & Co. KG
Heinrich-Böcking-Str. 6-8, 66121 Saarbrücken, Alemania
Teléfono +49 681 3720-310, Fax +49 681 3720-3109
Correo Electronico: info@eae-publishing.com

Publicado en Alemania
Schaltungsdienst Lange o.H.G., Berlin, Books on Demand GmbH, Norderstedt,
Reha GmbH, Saarbrücken, Amazon Distribution GmbH, Leipzig
ISBN: 978-3-8473-6175-6

Imprint (only for USA, GB)

Bibliographic information published by the Deutsche Nationalbibliothek: The Deutsche Nationalbibliothek lists this publication in the Deutsche Nationalbibliografie; detailed bibliographic data are available in the Internet at http://dnb.d-nb.de.

Cover image: www.ingimage.com

Publisher: Editorial Académica Española is an imprint of the publishing house
LAP LAMBERT Academic Publishing GmbH & Co. KG
Heinrich-Böcking-Str. 6-8, 66121 Saarbrücken, Germany
Phone +49 681 3720-310, Fax +49 681 3720-3109
Email: info@eae-publishing.com

Printed in the U.S.A.
Printed in the U.K. by (see last page)
ISBN: 978-3-8473-6175-6

Prefacio

Evaluación del desempeño docente en educación médica

Adrián Alejandro Martínez-González, Melchor Sánchez-Mendiola, Adrián Israel Martínez-Franco.

¿Qué es?

Es una obra que brinda y guía la posibilidad de establecer los lineamientos generales de un sistema de evaluación del desempeño docente para cualquier disciplina de las Ciencias de la Salud. Este sistema considera el marco del Plan de Estudios vigente de la Facultad de Medicina de la Universidad Nacional Autónoma de México (UNAM).

Surge a partir de la necesidad de un texto que ofrezca los elementos para realizar una evaluación más integral, justa, equitativa, útil y sobre todo formativa de los docentes. Es producto de varias investigaciones realizadas en la Facultad de Medicina de la UNAM.

¿Para quién es?

Es un texto dirigido a los académicos, investigadores, docentes, profesionales, técnicos y estudiantes en el campo de la medicina y ciencias de la salud, interesados en el tema de la evaluación como estrategia de perfeccionamiento continuo.

También para los docentes que incursionan en la educación basada en competencias considerando el contexto internacional del proyecto europeo Tuning y el proyecto Tuning-América Latina. Estos proyectos buscan un diálogo para intercambiar información y para mejorar la colaboración entre las instituciones de educación superior, favoreciendo el desarrollo de la calidad, de la efectividad y de la transparencia donde se identifiquen competencias e indicadores de referencia comunes del desempeño docente de excelencia.

Así mismo, es un texto de orden genérico que sirve a cualquier docente y directivo interesado en perfeccionar la enseñanza de la medicina, aunque las investigaciones sobre el desempeño docente y su evaluación se han realizado en la Facultad de Medicina de la UNAM, su aplicación puede ser, en este sentido, mucho más amplia y de interés para los todos los educadores de las ciencias de la salud.

¿Para qué es?

Los académicos encontrarán en esta obra las bases para la aplicación de los fundamentos teóricos y metodológicos de la evaluación del desempeño docente; se describen instrumentos de evaluación con la definición, ventajas y desventajas de algunos de ellos, así como resultados y ejemplos de su aplicación, lo que permite facilitar su instrumentación en situaciones similares en las Ciencias de la Salud que necesitan realimentar a los docentes en relación a su desempeño y a la institución con respecto a las fortalezas y áreas de oportunidad para perfeccionar el proceso educativo.

¿Cuál es el beneficio que obtengo?

* Promover el más alto nivel en la competencia docente para facilitar el aprendizaje significativo en los estudiantes.

* Otorgar información al profesor acerca de los puntos fuertes y áreas de oportunidad para mejorar su práctica educativa.

* Mejorar la realimentación entre profesor y estudiante-residente.

* Aportar elementos para tomar decisiones que ayuden a regular el proceso educativo.

* Aportar elementos e indicadores para reconocer a los profesores de excelencia y constituir el Sistema Nacional de Docentes.

Sin duda el lector tiene una obra que le facilitará el conocimiento y aplicación de instrumentos de evaluación que permiten mejorar la práctica educativa y beneficiar así tanto el aprendizaje de los estudiantes como la salud de los pacientes, con una herramienta poderosa como es la evaluación formativa, para el logro de las competencias que un profesional de las Ciencias de la Salud debe poseer como docente.

Contenido

Evaluación del desempeño docente: Hacia el perfeccionamiento de la enseñanza de la medicina

El objetivo de este texto es analizar la importancia de evaluar el desempeño docente médico, así como identificar algunos criterios que nos permitan comprender aspectos del proceso educativo de excelencia. También se especifican las características de algunos instrumentos de evaluación, se presentan cuestionarios válidos y confiables y los resultados de su aplicación en la Facultad de Medicina de la Universidad Nacional Autónoma de México (UNAM) en el pregrado y en las especializaciones médicas y su perspectiva a futuro.

La Facultad de Medicina de la UNAM fue fundada en 1579 y es la más antigua del continente americano. Durante los estudios de licenciatura, más de 3,000 profesores de medicina dotan a los estudiantes con los conocimientos, habilidades, actitudes y valores necesarios para desempeñarse como médicos generales. Estos elementos necesarios están contemplados en el Plan de estudios de la carrera de Médico Cirujano. En la Facultad de Medicina de la UNAM, se forman la mayoría de los médicos especialistas en nuestro país capaces de responder a las demandas y expectativas de salud de la población mexicana. Los egresados tienen la habilidad de adecuarse al nivel de desarrollo de los servicios asistenciales y apropiarse de la renovación constante de la ciencia médica.

En la Facultad de Medicina de la UNAM, se atiende a una población de 7,110 estudiantes de pregrado y anualmente se admiten aproximadamente 1,126 estudiantes de nuevo ingreso (Universidad Nacional Autónoma de México [UNAM], 2009). Por otro lado, 5000 residentes al año, ingresan al Plan Único de Especializaciones Médicas seleccionados en el Examen Nacional de Aspirantes a Residencias Médicas, cuya población total de residentes atendidos es de 9,044 (Facultad de Medicina. Informe 2010).

El médico

El médico es un profesional comprometido con preservar, mejorar y restablecer la salud del ser humano, y sus acciones se fundamentan en el conocimiento científico de los procesos biológicos, psicológicos y sociales. Su ejercicio profesional se orienta primordialmente a la práctica clínica, la cual debe ejercer con base en la evidencia científica, diligencia, humanismo, prudencia y juicio crítico, guiándose por un código ético que considere la vida humana como valor supremo.

La licenciatura de médico cirujano, tiene como propósito principal formar médicos generales. Un médico general es el profesional que cuenta con los conocimientos, destrezas y actitudes necesarias para diagnosticar y resolver con tratamiento médico y procedimientos sencillos la mayoría de los padecimientos que el ser humano sufre en su vida (Paredes-Sierra, Rivero Serrano, 2001). Para conseguir dicho propósito se cuenta con un plan de estudios en el que se establecen las pautas que han de seguir los profesores en la formación de profesionales.

El proceso de formación de los médicos es largo y complejo, en su parte medular implica la asimilación e integración de conocimientos científicos, habilidades, actitudes y valores por parte del estudiante. Además del adiestramiento multidisciplinario requerido y de las competencias clínicas, en su formación se tendrán que contemplar estrategias que permitirán al estudiante adquirir de manera progresiva, la capacidad de solucionar problemas de salud de forma independiente, siempre bajo la guía y supervisión de un conjunto de profesores experimentados. Todo ello de acuerdo con el perfil de competencias de egreso para un desempeño exitoso en su vida profesional.

El docente es uno de los principales personajes en el proceso de enseñanza para formar médicos. En él se ha otorgado durante siglos la confianza y responsabilidad de formar y preparar a las nuevas generaciones. Sin embargo, aún con los mejores planes de estudio, infraestructura y métodos de enseñanza, los sistemas educativos dependen de la calidad y desempeño de sus profesores, de tal forma que constituyen una de las variables más significativas de la educación médica.

El desempeño docente

En el proyecto de formar médicos intervienen numerosos factores y variables donde, el docente tiene un papel fundamental e insustituible. El desempeño docente de alta calidad es decisivo para que una institución educativa llegue a una educación de excelencia. Se puede decir que el éxito de un plan de estudios se fundamenta en los docentes.

El propósito de brindar una experiencia educativa del mejor nivel no es nuevo, la búsqueda de la calidad en la educación forma parte inherente de todo proceso de

2

renovación constante del conocimiento, base tanto del quehacer universitario, como del ejercicio profesional. En la actualidad, el docente tiene el reto de aplicar diferentes estrategias de aprendizaje útiles. El objetivo del docente es lograr que el estudiante posea herramientas cognitivas, psicomotoras, de actitudes y valores que le permitan desarrollar el autoaprendizaje y autorregulación para solucionar problemas de salud a nivel individual y colectivo. Lo cual implica generar las condiciones para un desarrollo integral formativo del profesional.

Se considera docente a un individuo profesional que realiza funciones y actividades en el espacio educativo y en el marco de un plan de estudios y utiliza distintos métodos y técnicas de enseñanza en el proceso educativo. Esta función se realiza en presencia de los novicios para informar, formar y transformar al estudiante de pregrado en un médico competente y al residente de posgrado en especialista experto según el perfil del egresado.

En este proceso interactúan: el estudiante, el profesor y la institución (Biggs, 1999). Esta interacción se basa en un esfuerzo cooperativo, donde el docente establece los niveles de desempeño y favorece un ambiente adecuado para el aprendizaje dentro del marco que la institución provee. Por su parte, el estudiante asume la responsabilidad de su propio conocimiento y de un ejercicio pleno de su autonomía para llevar a cabo un aprendizaje más profundo y significativo (Biggs, 1999; Department of Education Australia [DEA], 1994; Modell, 2004).

En el caso de los profesores de las escuelas y facultades de medicina su espacio educativo se extiende más allá del aula, puesto que hay que tomar en cuenta otros lugares donde se forma al estudiante como: el paso de visita al paciente, en la consulta externa, en sesiones de radiodiagnóstico, de servicio, de anatomopatología, en los pasillos, en salas de descanso, o en el comedor (Medina, 1997). Espacios donde el docente trabaja en situación de relativa independencia, esto es, no se dan mecanismos directos de valoración de su trabajo, por lo tanto, podríamos señalar que existe una tendencia a sobrevalorar los comentarios hechos por los estudiantes en relación a la interacción en los espacios educativos.

Las competencias del profesor de medicina

El docente de cualquier disciplina tiende a repetir las formas de actuación y de relación

3

que vivió como estudiante, y con la experiencia docente irá desarrollando habilidades andragógicas; en general, los profesores de medicina carecen de una verdadera formación docente (Pérez-Rodríguez & Viniegra-Velázquez, 2003). El criterio de selección y contratación de estos profesores es a partir de su especialización disciplinaria, sin embargo esto no es suficiente para garantizar un profesional apto para la docencia (Harden & Crosby, 2006; Pérez-Rodríguez & Viniegra-Velázquez, 2003). La concepción rutinaria y tradicional del profesor como un 'conferencista', donde éste es el principal actor del proceso de enseñanza-aprendizaje constituye un modelo insuficiente en las necesidades actuales de formación de médicos.

Quizá el desconocimiento de las funciones, las actividades, las competencias del docente médico y la poca formación psicoandragógica, reduce la posibilidad de que los profesores de medicina cumplan cabalmente las tareas propias de su papel educativo. Así mismo, esta situación lleva a la selección, poco razonada del personal docente, que dificultará la identificación de criterios para fundamentar las actividades de los profesores y sus prácticas docentes, además de que reduce el rigor en la evaluación de su desempeño. Diversos autores (Gruppen, Simpson & Searle, 2006; Searle, Hetem, Perkowsky & Wilferson, 2006) reconocen la necesidad de una transición de un enfoque centrado en la enseñanza hacia un enfoque centrado en el aprendizaje del estudiante y orientado al logro de competencias para mayor beneficio de los pacientes.

Las funciones y actividades que los académicos realizan, especialmente en el nivel superior han sufrido innumerables cambios recientemente, así como revaloraciones y redefiniciones (Urbano, Aguilar & Rubio, 2006) lo que, a su vez ha suscitado un interés renovado por la evaluación del trabajo académico.

Hoy en día la práctica docente en general se ha enriquecido, anteriormente, a los profesores sólo se les pedía impartir una buena cátedra y que fueran buenos transmisores de conocimientos. Ahora es necesario además, que diseñe y aplique estrategias que faciliten en los estudiantes: el aprendizaje significativo; el planteamiento y solución de problemas; el pensamiento crítico, reflexivo y creativo; la colaboración y el trabajo en equipo (Crispín, 1998; Monereo & Pozo, 2003).

La labor docente, es una práctica multidimensional e intencional, que lleva a la reflexión sobre el impacto del quehacer docente en el estudiante, y en la acción que ejerce en los contextos donde ocurre, convirtiéndolo en un proceso dinámico e innovador (García, *et al.*, 2004; Schön, 1994; Coll y Solé, 2001; Schoenfeld, 1998, todos en Loredo, *et al.*, 2008), lo esencial aquí no es lo que hace el profesor ni cómo lo hace, sino lo que acontece a los estudiantes como consecuencia de lo que el profesor realiza (Popham, 1974).

El elemento fundamental del proceso educativo es la realimentación bidireccional entre el profesor y el estudiante, a diferencia de lo que plantea la enseñanza tradicional donde el objetivo es la mera transmisión de información (Franks, Richardson, 2006). Por su parte, el estudiante asume la responsabilidad de su propio conocimiento y de un ejercicio pleno de su autonomía para llevar a cabo un aprendizaje más profundo y significativo (Biggs, 1999; Department of Education of Australia, 1994).

Por lo anterior, para evaluar el desempeño docente, es imprescindible delinear las funciones que éste tiene que desempeñar en la educación médica. Algunos investigadores del tema han definido los roles que juega un profesor, Harden y Crosby (2000) quienes describen seis roles y los resumieron de esta manera: el maestro como proveedor de información, como modelo a seguir, como administrador, como asesor, como facilitador y como generador de recursos.

Son escasos los autores que hacen referencia a las competencias que debe poseer un buen profesor en el área médica y que pueden ser objeto de evaluación. El reto es definir las funciones, actividades y competencias del docente, pues éstas son diversas y están asociadas a su preparación disciplinaria y psicoandragógica, a su motivación para enseñar, a sus habilidades comunicativas, las ideas y creencias que tiene de la enseñanza, el aprendizaje, de su rol como profesor y el del estudiante, así como de sus propias características personales (Carlos, 2005; Hativa, 2000; Rueda, Elizalde & Torquemada, 2003). Además de las funciones, actividades y competencias del docente mencionadas anteriormente, también se tendrá que tomar en cuenta su habilidad para enseñar un conocimiento disciplinario, estimular al estudiante a desarrollar el pensamiento creativo, reflexivo y a solucionar problemas. (Garet, Porter, Desimone, Birman, Sik Yoon, en Carlos, 2005).

Otros autores han identificado las competencias que debe tener el docente y las han clasificado en (Martínez, et al., 2008):

1. Disciplinarias: Incluye el dominio actualizado de su campo de conocimiento y saberes fundamentales relacionados con otras disciplinas, aplicadas a la solución de problemas de salud individuales y colectivos, que permiten la formación del estudiante para una práctica profesional autónoma, acorde con el perfil de egreso y el perfil profesional del médico.

2. Investigación: El docente utiliza la metodología científica y sustenta la práctica docente y profesional en la mejor evidencia disponible, para promover el pensamiento lógico, el desarrollo del juicio crítico del estudiante y su aplicación en la toma de decisiones ante los problemas de salud.

3. Psicopedagógicas: Incluye el conocimiento suficiente de la psicología individual y de grupo, asimismo de la pedagogía y la didáctica, para desempeñarse de una manera eficiente en el ámbito académico de la medicina, lo que le permite facilitar el aprendizaje significativo del estudiante.

4. Comunicación: El docente establece una comunicación interpersonal efectiva en el contexto de la práctica de la medicina general, lo que le permite propiciar el desarrollo y fortalecimiento de las habilidades de comunicación verbal y no verbal de los estudiantes.

5. Académico-administrativas: Realiza un ejercicio docente basado en el conocimiento de las necesidades institucionales y en el cumplimiento de la misión, las normas y los programas académicos de la Facultad de Medicina.

6. Humanística: Incluye el conocimiento de las humanidades médicas y la observancia de actitudes y valores éticos, que en su conjunto proporcionan una formación humanística integral y un modelo para el estudiante (figura 1).

Figura 1. Modelo de competencias de un profesor de medicina.

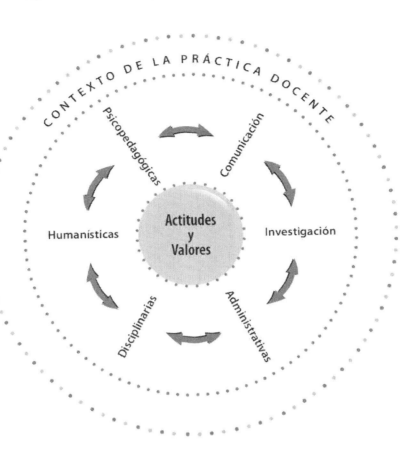

Para el logro de las competencias que corresponden a su perfil y para el desempeño de sus funciones y actividades, el profesor deberá tener como cualidades esenciales autoridad moral y vocación docente, asumiendo actitudes sustentadas en valores epistémicos como objetividad, verdad, racionalidad y en valores morales como altruismo, honorabilidad, confianza, justicia y probidad en un contexto determinado.

Tradicionalmente se selecciona y contrata a los profesores con base en su competencia disciplinaria, sin dar la debida importancia a las cinco competencias restantes aquí señaladas, y como otros autores han sugerido, esto no es suficiente para garantizar un profesional apto para la docencia (Harden & Crosby, 2000; Pérez-Rodríguez & Viniegra-Velázquez, 2003), por lo que es necesario profesionalizarla.

El modelo generado (figura 1) representa una estructura abierta, dinámica y flexible. Abierta, porque permite el movimiento de entrada y salida de múltiples influencias dentro del contexto de la práctica docente. Dinámica, en función de que cada una de estas competencias está estrechamente articulada a las demás y ésta vinculación hace posible su interacción. Flexible, debido a que cada una de las competencias tiene diferente relevancia según el contexto de la práctica docente, sustentada en actitudes y valores epistémicos y éticos.

Tomando en cuenta el papel clarificador y facilitador que esta estructura juega en el proceso de resolución de problemas en un ámbito del saber, saber hacer y ser, como es la educación médica, la intención del modelo es: a) proporcionar elementos para seleccionar a los profesores que evidencien poseer las competencias académicas, b) guiar las acciones de los profesores que actualmente participan en el programa y de aquellos que aspiran a formar parte del proceso educativo; c) elaborar programas para la formación de profesores que favorezcan el desarrollo de competencias académicas; d) identificar elementos a considerar para la evaluación del desempeño docente; e) orientar el diseño de indicadores útiles para otorgar reconocimientos y estímulos a los profesores cuyo desempeño académico sea excepcional.

Se puede concluir que el modelo generado define las competencias básicas que debieran tener quienes se dedican a la docencia en medicina. Sin embargo, muchas de las competencias, son comunes a otras disciplinas y a otros niveles de estudio (García, Laguna y Campos, Ruiz, & Martínez, 2001; Martínez, Laguna, Romero, Ruiz & García, 2001). Este modelo puede ser aplicado a otros programas, y de aquí se puede desprender una línea de investigación para establecer un modelo de competencias genéricas, aplicables los profesores universitarios en ciencias de la salud.

La importancia de evaluar el desempeño docente

Para evaluar el desempeño docente se recurre a diferentes modelos según el propósito y el contexto. El modelo presagio que evalúa si el docente posee las aptitudes y actitudes del buen profesor. García-Carrasco, (1984) concibe la eficacia de la enseñanza como un efecto directo de las características físicas y psicológicas del profesor, y no en función de su comportamiento real en el aula (Gimeno-Sacristán & Pérez-Gómez, 1989). Modelo proceso que consiste en evaluar una serie de competencias básicas del comportamiento del profesor en el espacio educativo (García-Carrasco, 1984; Ibáñez-Martín, 1990). Modelo producto que evalúa los resultados del aprendizaje (Vega-Vega, 1986), y modelo mediacional que articula los modelos proceso-producto (Gimeno-Sacristán & Pérez-Gómez, 1989; Lucares-Robledo, 1983; Manterola, 1995).

En las últimas décadas, la evaluación educativa se ha convertido en un punto nodal del proceso de enseñanza-aprendizaje (Díaz-Barriga, Hernández, 1998). Los procesos de evaluación en las Instituciones de Educación Superior son una práctica que involucra aspectos académicos, técnicos, sociales, administrativos y políticos.

Tradicionalmente, la evaluación ha tenido una función de control, donde se evalúan resultados al final de un proceso y se emite un juicio (aprobado o suspendido) sin realimentación. Sin embargo, en la actualidad, la evaluación se considera un proceso continuo, sistemático y reflexivo a través del cual se obtiene información cuantitativa y cualitativa pertinente, válida y confiable sobre un objeto. Lo que permite identificar fortalezas y áreas de oportunidad para emitir un juicio de su valía o mérito y tomar decisiones fundamentadas orientadas a su perfeccionamiento. (Miras & Solé, 1990; Stufflebeam, 1993; Martínez et al., 2008).

Evaluar la calidad del desempeño docente es una práctica cada vez más difundida en la educación superior. Originalmente, la finalidad era dar respuesta a dos tipos de factores: los factores relativamente externos a las propias instituciones universitarias que obligan a establecer patrones de excelencia y eficiencia como la escasez de recursos económicos, responsabilidad, satisfacción de necesidades sociales, competitividad y acreditación. Y los factores internos de las universidades que inciden en el avance de la educación ante la necesidad de la evaluación como elemento para el logro de un mejoramiento continuo y una educación cada vez más eficaz y eficiente, a partir de criterios preestablecidos.

La evaluación del desempeño docente en México se inició desde finales de la década de los años sesenta en una universidad particular y en los setenta en algunas facultades de la Universidad Nacional Autónoma de México (UNAM). No fue sino hasta finales de los años ochenta que se difunde su uso en más universidades públicas (García-Garduño, 2001). Llama la atención que los primeros antecedentes de la evaluación del desempeño docente se remontan 500 años atrás, a la Universidad de Bolonia, Italia, donde los estudiantes evaluaban a sus maestros (Centra, 1973) y posteriormente se generalizó en las universidades europeas. La instauración de la evaluación del desempeño docente en medicina es reciente, pero ha cobrado tal relevancia que se ha convertido en un indicador para valorar la calidad académica de las escuelas y facultades, de tal forma que el Consejo Mexicano para la Acreditación de la Educación Médica (COMAEM), señala a la evaluación del desempeño docente como un indicador para acreditar a escuelas y facultades de medicina.

Durante las últimas décadas es urgente evaluar el desempeño docente y otorgar el reconocimiento que merecen los académicos de calidad excepcional, y de formular medidas formativas y correctivas, académicas, andragógicas y actitudinales de la planta académica (McKeachie, 1997). Es decir, existe la necesidad de llevar a cabo una evaluación del desempeño docente, válida, confiable, objetiva, factible, ética y útil.

Evaluar el desempeño docente es una tarea compleja en sí misma, además de que en muchas instituciones educativas las actividades docentes sólo se aprecian en el aspecto administrativo y reciben menos créditos, ya que se les considera menos relevantes o meritorias que las tareas de investigación. En las universidades de México existen criterios e indicadores bien definidos y objetivos para evaluar la investigación, situación que contrasta con la docencia debido, en parte, a la falta de indicadores para identificar a los docentes de alto nivel de desempeño y otorgarles el reconocimiento que merecen.

La institucionalización de un proceso de evaluación del desempeño docente dependerá del objetivo que se persiga y requiere identificar las políticas nacionales e internacionales que influyen en esta definición. Así como la forma en que éstas, en combinación con las características particulares de cada institución, orientan el proceso de evaluación. Debe acompañarse de un perfil docente que especifique claramente los indicadores de un buen desempeño de esta actividad a partir de la disciplina, las competencias requeridas por el plan de estudios, el modelo educativo, o los colegas con experiencia en el ejercicio de la docencia.

En los últimos años, en la educación superior se han multiplicado los esfuerzos por evaluar la calidad de la enseñanza e identificar los elementos que definen la función docente exitosa. Para ello se han empleado instrumentos que recaban la opinión del estudiante sobre el desempeño de sus docentes (Martínez, Lifshitz, Ponce & Aguilar, 2008).

En la Facultad de Medicina de la UNAM desde hace más de una década se utiliza en forma sistemática la opinión de los estudiantes para evaluar el desempeño docente, principalmente en el área biomédica y sociomédica, que incluye aproximadamente al 50% de la planta académica de la Facultad (Valle et al., 2004). A partir del año 2006 se creó y se aplica una nueva versión de evaluación docente que se denomina: *Cuestionario de Opinión del Estudiante sobre la Docencia* (COED) (Mazón, Martínez & Martínez, 2008). Para ver detalles de la aplicación y resultados con este instrumento ver el apartado "Un cuestionario para evaluar el desempeño docente en el pregrado de Medicina mediante la opinión del estudiante" además de el apartado "Los resultados de los cuestionarios de opinión del estudiante sobre el desempeño docente en pregrado. Una estrategia institucional para la evaluación de la enseñanza en Medicina". Gracias a esta estrategia se está construyendo una cultura de evaluación entre los profesores de la Facultad, año con año se sistematizan las opiniones de los estudiantes y los resultados obtenidos se entregan a los profesores. Esta evaluación formativa identifica los aciertos y áreas de oportunidad en los profesores para mejorar su práctica docente.

En el área clínica tanto del pregrado como del posgrado, ha sido más complejo evaluar el desempeño docente de manera formativa, probablemente debido a una cultura incipiente de evaluación y a que no se perciben claramente las ventajas que tiene una valoración de este tipo. Aún así, se cuenta con un instrumento válido y confiable para las especializaciones médicas que puede ser utilizado (Martínez, Lifshitz, Ponce & Aguilar, 2008). Para mayores detalles sobre este cuestionario y de los resultados obtenidos ver los apartados: "Un cuestionario para evaluar el desempeño docente en especializaciones médicas mediante la opinión del residente" y "Los resultados de la evaluación del desempeño docente en las especializaciones médicas de la Facultad de Medicina de la UNAM, en el Hospital General "Dr. Manuel Gea González".

La cultura de evaluación implica que estudiantes y profesores han de convertirse en aprendices permanentes, debido sobre todo al continuo avance de los conocimientos biomédicos y tecnológicos. Ambos están llamados a conocer lo existente, pero también a hacer avanzar más los conocimientos, así como a contribuir a la expansión de un sistema de valores y a un cambio de actitudes y comportamientos éticos.

Para realizar cualquier proceso evaluativo, se requiere que de manera previa o en forma paralela, se fortalezcan los sistemas de valores institucionales a fin de contrarrestar las actitudes negativas hacia la evaluación y crear un clima de confianza y colaboración a lo largo de todo el proceso de evaluación. Este clima de solidez y confianza en la institución educativa ha de fundamentarse en el hecho incuestionable de que todos (profesores, estudiantes, autoridades, etc.) somos sin excepción, objetos de evaluación por el hecho de ser humanos.

En una cultura de evaluación donde se tenga como propósito profesionalizar la docencia, la evaluación resulta un mecanismo necesario e imprescindible para la mejora, innovación y autorregulación de la calidad del desempeño docente y del propio sistema educativo. Debido a que se crean condiciones de búsqueda permanente de múltiples posibilidades de sistematizar la docencia y orientar el trabajo institucional (Martínez, Sánchez & Martínez, 2010).

En todo proceso evaluativo del desempeño docente se contempla lo siguiente:

1. PROPÓSITO

   - El propósito de evaluar el desempeño docente es fortalecer al personal académico y mejorar la calidad de la educación médica y el funcionamiento del plan de estudios y programas académicos.

2. FUNCIONES

   - Realimentar a los profesores en sus fortalezas, así como en las áreas de oportunidad para mejorar su desempeño y trayectoria docente.

   - Aportar a la Facultad de Medicina información para elaborar programas de formación de profesores, con base en los resultados de la evaluación, que favorezcan el desarrollo de competencias docentes.

   - Orientar el diseño de indicadores útiles para otorgar reconocimientos y estímulos a los profesores cuyo desempeño académico sea excepcional.

3. USO

• Los resultados de la evaluación deben darse a conocer en forma confidencial a todos los participantes e instancias académicas de la Institución.

4. FIN

• La evaluación debe organizarse teniendo en cuenta que el objetivo de ésta es la toma de decisiones fundamentada para profesionalizar la docencia.

5. Con los instrumentos de evaluación utilizados se debe buscar potenciar el trabajo académico, identificar características, actividades, estrategias y procesos desarrollados por el docente para encontrar respuestas sobre cómo lograr y mejorar el aprendizaje significativo en los estudiantes.

  A. VALIDEZ. La evaluación debe reflejar una correspondencia inequívoca entre la información y el aspecto de la realidad que se evalúa, que mida lo que debe medir.

  B. CONFIABILIDAD. La evaluación debe ser congruente. Si los instrumentos se utilizan más de una vez para evaluar el mismo constructo, los resultados obtenidos deben ser muy parecidos (repetibilidad).

  C. OBJETIVIDAD. La evaluación debe minimizar la subjetividad, por medio del empleo de instrumentos que recojan hechos verificables.

6. ENFOQUE. Mixto (cualitativa y cuantitativa).

La evaluación del profesor debe realizarse a través de un seguimiento de su labor, valorar las diferentes funciones que desempeña y utilizar diversas estrategias de evaluación. El profesor debe tener un conocimiento claro y preciso de qué y cómo va a ser evaluado y ser parte activa en el proceso evaluador. Es recomendable transitar hacia una cultura académica de la evaluación constructiva, equitativa, integral, válida, confiable, objetiva, participativa, ética, formativa y en constante evolución. De esta forma la evaluación se volverá un proceso de autorregulación que ayude al profesor a evaluar su trabajo y mejorar sus estrategias docentes. Para el mejoramiento de la práctica docente, la opinión de los docentes es fundamental a fin de establecer criterios, categorías e indicadores para la evaluación.

Estrategias de evaluación del desempeño docente

Se han utilizado distintas estrategias para evaluar la calidad del desempeño docente, entre las más frecuentes se incluyen: cuestionarios de opinión de los estudiantes, autoevaluación, portafolio docente, evaluación por pares, logros de aprendizaje, entre otras. La calidad de una estrategia evaluativa depende de la variedad y adecuación de las fuentes, agentes, procedimientos e instrumentos utilizados.

Cuestionario de opinión del estudiante

Descripción

Los cuestionarios de opinión son evidencias apoyadas en los juicios de los estudiantes sobre las funciones y actividades que realiza el profesor en el espacio educativo y se postula que las dimensiones que lo integran permiten valorar la calidad del desempeño docente.

La evaluación por opinión de los estudiantes es la más utilizada y estudiada en Norteamérica, Europa, Asia e incluso en nuestro país por su valor en la re-información de la enseñanza (Lancaster, Ross & Smith, 1988; Mullan, Wolf, & Ertel, 1989; Elizalde y Reyes, 2008) como la mejor estrategia de mejora, independientemente del modelo curricular, tradicional o innovador (Finucare, Allery, & Hayes, 1995; King, Paget, & Ingvarson, 1993). En condiciones apropiadas de elaboración y aplicación son válidas y confiables, y son útiles para mejorar la calidad de la enseñanza (Marsh, 1987; Marsh & Roche, 1997).

Esta estrategia de evaluación, consiste en la creación y aplicación de cuestionarios válidos y confiables que recaban la opinión que el estudiante emite sobre su profesor de alguna asignatura o ciclo escolar. Algunos autores señalan que los estudiantes son el mejor parámetro para evaluar a los profesores y éstos a su vez son el mejor parámetro para evaluar la eficacia de la docencia, de ahí que sea una de las estrategias más utilizada y estudiada (Popham, Baker, 1970; Theall & Franklin, 2000; Seldin, 1993; McKeachie, 1996).

Con estos instrumentos, genéricamente conocidos como *Cuestionarios de Evaluación de la Docencia por los Alumnos* (CEDA), se busca obtener evidencia basada en los juicios de los estudiantes acerca de la efectividad docente; y se han convertido en una de las estrategias internacionalmente más investigada y empleada en este campo (Lancaster, Ross & Smith, 1988; Luna & Torquemada, 2008).

Existe evidencia amplia de que los resultados de los cuestionarios tipo CEDA, bajo condiciones apropiadas de elaboración y aplicación, tienen muchas ventajas. Son confiables, dan respuesta más al desempeño del docente que a las características del curso que se enseña, guardan una buena relación con una diversidad de indicadores de la enseñanza efectiva, no se ven afectados por variables que pudieran limitar su validez (Marsh, 1984; Marsh, 1987; Marsh y Roche, 1997; Cohen, 1990; Abrami, D'Apollonia, Cohen, 1990) gracias a su valor en la reinformación (Slotnick, Rusell y Durkovich,1975; Fallon, Croen y Shelov,1987; Mullan, Wolf y Ertel,1989; Greenwald, 1997).

Algunas variables que influyen en la evaluación por opinión de los estudiantes hacia los docentes son: anonimato o no de los estudiantes, presencia del instructor en el espacio educativo al contestar el cuestionario, propósitos sumativos o formativos, momento de la aplicación, curso obligatorio u optativo, nivel de estudios o número de estudiantes.

La realimentación al profesor a través de este tipo de evaluación, deberá acompañarse de un sistema de apoyo a la docencia que incluya realimentación descriptiva, asesoría instruccional, fuentes de motivación externa, incentivos institucionales, y un programa de formación y actualización de profesores vinculado con el sistema de realimentación institucional (Luna & Torquemada, 2008; Sánchez-Sosa & Martínez-Guerrero, 1993).

Ventajas

Entre las ventajas que ofrece este tipo de evaluación están:

- Se pueden sugerir prioridades de formación, actualización y capacitación docente.

- Permite sugerir criterios y procedimientos para seleccionar, promover o capacitar personal docente en instituciones educativas.

- Genera una actitud reflexiva en el estudiante respecto a su participación en los cursos.

- Los puntajes obtenidos representan la satisfacción de los estudiantes con la enseñanza. Se esperaría que también permitirán valorar los aprendizajes,

15

expectativas, creencias, actitudes, valores e interés hacia el objeto de estudio de los estudiantes.

- Diagnostica y realimenta las acciones de los docentes con el propósito de que sirva para la reflexión y modificación pertinente, así como la investigación sobre la enseñanza.

- Realimenta las acciones de la docencia para la planeación institucional.

Desventajas

- Las tareas del profesor no se limitan a su actividad en el aula.

- Las fuentes de información sobre el profesor no se deben reducir a una encuesta.

- No pueden ser evaluados por esta estrategia aspectos como la calidad del curso, de las tareas y el desarrollo curricular.

- Los estudiantes sólo pueden evaluar lo que pueden observar dentro del aula.

- En la aplicación de los cuestionarios por opinión del estudiante intervienen variables como condiciones docentes, características del profesor, factores de procedimiento (Haladyna & Hess, 1994; Shapiro, 1990).

Autoevaluación

Descripción

La autoevaluación es una reflexión y realización de juicios sobre el propio quehacer educativo y en la medida que este autoanálisis sea específico y concreto, puede ayudar al profesor a mejorar las tareas educativas. Varios investigadores y educadores han identificado la autoevaluación como un aspecto esencial de autorregulación profesional (Eva & Regerh, 2005; Solabarrieta, 1996).

Entre los instrumentos de autoevaluación están los autoinformes, cuestionarios, observación y análisis de videograbaciones de algunas clases, así como listas de cotejo. De éstos, los cuestionarios y el autoinforme son los más utilizados porque se pueden recabar elementos importantes sobre los diversos aspectos o tareas que el docente realiza y sobre las funciones que desempeña (Isaacs, 1977; Villa, 1985).

El autoinforme requiere definir los puntos centrales que delimitarán la auto evaluación del profesor (por ejemplo: filosofía sobre su quehacer educativo, actividades desarrolladas, metas alcanzadas, dificultades en el aula, investigaciones realizadas, etc.) y se dan indicaciones a la planta docente para su elaboración. Se pueden utilizar formatos prediseñados, en formato físico o electrónico con el fin de determinar las áreas del ejercicio docente que pueden ser sujetas a comparación; en este caso se da una plantilla -física o electrónica- a cada profesor para que redacte su auto evaluación.

Ventajas

- La autoevaluación mediante el uso de cuestionarios o listas de cotejo permite acotar el alcance y la información de la evaluación.

- Permite aplicarse junto con otras estrategias de evaluación como cuestionarios de opinión del estudiante y portafolios.

- Independientemente de la disciplina del profesor o del nivel educativo puede acoplarse fácilmente a los objetivos de evaluación.

- A través del uso de este tipo de evaluación, los docentes pueden volverse los mejores jueces de su desempeño.

- Permite obtener información difícil de observar con los otros modelos (percepción sobre el quehacer educativo, filosofía docente, etc.).

- Se identifican las capacidades pedagógicas.

- Es evidencia directa de la responsabilidad en el desempeño de las funciones docentes.

- La autorreflexión por sí misma fomenta el cambio de las áreas de mejora del docente.

- Permite valorar aspectos como la labor investigadora, el profesionalismo del profesor, el dominio de su asignatura, el cúmulo de conocimientos, su preparación científica y pedagógica (Aparicio, Tejedor & San Martín, 1982).

Desventajas

- Puede caerse en la autocomplacencia o sobrevaloración.

- Requiere una cultura de autoevaluación por parte de todos los actores educativos.

- Implica una sensibilización a los docentes con el fin de disminuir el sesgo en su uso.

- Es importante complementarlo con otros modelos de evaluación del desempeño docente.

Portafolio

Descripción

El modelo de evaluación a través de portafolio es una colección intencional de trabajos y reflexiones orientados a un objetivo en particular, utilizado para evaluar al docente en un periodo específico. El uso de portafolio para evaluar el desempeño docente se debe a que la docencia es una actividad de muchas dimensiones y esta técnica permite juntar diversas evidencias sobre esta actividad. En portafolio se reflejan las reflexiones y el pensamiento existente detrás del trabajo en el salón de clases y permite conocer los recursos con los cuales el docente realiza su enseñanza, así como ciertas habilidades que no necesariamente se ven reflejadas en el aula (Martin-Kniep, 2001).

Mediante el modelo de portafolios el docente es el informante de los productos asociados a su práctica, a veces se pueden incluir evidencias de otras fuentes como opiniones de estudiantes y colegas. Es un modelo cualitativo de evaluación en el que se integran auto evaluaciones, así como expectativas actuales y metas futuras del profesor (Martin-Kniep, 2001). Para que éste sea efectivo debe de contar con evidencia que refleje la experiencia del docente con respecto a su enseñanza (planificaciones, material de apoyo utilizado en el aula, material didáctico elaborado); información sobre sus estudiantes (ejemplos de evaluación del aprendizaje o productos realizados por éstos); reflexiones sobre su labor de enseñanza (concepción de educación, su percepción sobre sus estudiantes); así como publicaciones, reconocimientos, constancias de actualización disciplinar y pedagógica (Banta, 2003).

El desarrollo del portafolio como estrategia de evaluación del desempeño docente requiere definir y establecer lineamientos sobre la estructura del portafolio: se debe determinar si el profesor será libre de incluir el contenido que prefiera o si éste será restringido; también se debe especificar el formato (físico o electrónico) y los criterios de evaluación. Para la emisión de juicios sobre el desempeño docente puede hacerse uso de pares académicos, escalas o listas de cotejo, siempre tomando como base el perfil docente establecido (Peterson, 2000).

Ventajas

- Flexibilidad en su contenido.

- Se puede aplicar a todos los niveles educativos.

- Puede integrar elementos como: autoevaluación, opinión de estudiantes y evaluación a través de pares.

- Permite conocer los recursos que utiliza el docente en su enseñanza, y algunas habilidades que no necesariamente se ven reflejadas en el aula.

- Desde su realización, el profesor realimenta su trabajo.

- Permite conocer aspectos del desempeño del docente no sólo como profesor, sino también como investigador (Elizalde y Reyes, 2008; Seldin y Annis, 1991).

- Por su relativa facilidad de institucionalización, se utiliza mucho en instituciones de educación superior.

- Es una estrategia de evaluación del desempeño docente con menos implicaciones administrativas y políticas.

Desventajas

- Requiere de un equipo de trabajo grande para la recolección de informes y revisión de los mismos.

- Si el portafolio es físico necesita un espacio de establecimiento y personal encargado de su resguardo y seguridad.

- Si el portafolio es electrónico implica una capacitación del profesorado en su conformación y uso.

- El hecho de que abarque características de otros modelos implica un gasto y esfuerzo considerable por parte de la institución.

- Requiere que los docentes guarden todas las evidencias posibles, cuando generalmente en la práctica diaria esto no sucede.

Evaluación por pares

Descripción

Este tipo de evaluación del desempeño docente, consiste en que todo trabajo de un miembro de la institución educativa es revisado y juzgado por sus pares. El objeto de evaluación y análisis es el comportamiento del profesor en el aula, como docente y también puede ser el que tiene en el ámbito universitario. Se evalúan tanto los aspectos docentes como todas aquellas tareas didácticas y académicas en las que el profesor está implicado: materiales y recursos de apoyo a la docencia, programas, formas de evaluar, investigaciones, etc. Requiere que uno o varios de los evaluadores de áreas afines al profesor que se evaluará, sean de otra universidad o institución, para dar objetividad al proceso.

Ventajas

- El mayor beneficiado de este proceso es el docente.

- Su proceso de mejora continua, plasmado en un plan de calidad docente, se fortalece reforzado con la realimentación de las conclusiones y las experiencias derivadas del proceso de evaluación.

- Se establecen los puntos fuertes y áreas de mejora en el informe final del evaluador, y el docente evaluado tiene claro conocimiento de ellos.

- Genera una riqueza de conocimiento aportados por el proceso.

- Brinda al profesor un mayor conocimiento de la planificación de su asignatura.

Desventajas

- Requiere contar con evaluadores externos.

- Afinidad o no del campo profesional del evaluador y evaluado.

- Relativamente caro y requiere mucho tiempo.

- El sentido de solidaridad y relaciones de amistad de los compañeros docentes evaluadores hacia el evaluado ponen en riesgo su objetividad.

- Dificultad para discriminar entre capacidad intelectual y habilidad para enseñar.

- Inclinación a mezclar en la evaluación elementos tales como antigüedad (experiencia), labor de investigación, etc.

Evaluación por aprovechamiento académico

Descripción

Consiste en valorar el aprendizaje como consecuencia de su experiencia con el profesor y en el análisis del aprovechamiento escolar del estudiante antes y después de una etapa específica de su proceso educativo. Aunque es una estrategia de poco uso, es válida, confiable, y permite evaluar la calidad de la enseñanza desde otra perspectiva. La tarea principal del profesor es la promoción del aprendizaje y a través de su función orientadora, el buen docente favorece el dominio de aquellos conocimientos, habilidades y actitudes que los programas académicos señalan como esenciales para que los estudiantes alcancen los objetivos educacionales. Con esta estrategia se demostró que el nivel académico de los estudiantes, estimado antes y después de una etapa del proceso educativo, es un índice objetivo y útil para estimar la calidad del desempeño docente (Rodríguez, Martínez, Ponce, Colina, Contreras, 2000).

Ventajas

21

- Es una estrategia objetiva, válida, confiable.

Desventajas

- Es una evaluación sobre el área cognoscitiva, aunque puede ser de habilidades clínicas, actitudes, entre otras.

- Las puntuaciones obtenidas en los diversos exámenes de los programas académicos tienen características psicométricas diferentes, lo cual dificulta su comparación además de las diferencias en el formato de examen y contenidos académicos (Cohen, 1990; Marsch, 1984).

Evaluación del desempeño docente con enfoque por competencias

En el campo de la educación existen diversos modelos de evaluación del desempeño docente con enfoque por competencias, holísticos o relacionales. En dichos modelos se considera a la competencia como un entramado de conocimientos, actitudes, destrezas y valores, que se manifiestan en el contexto de la ejecución de una tarea (Gutiérrez, 2005). De esta forma, se plantea la existencia de diversos niveles de competencia mostrados frente a un escenario educativo específico: novato, competente y experto (García-Cabrero y cols., 2008; Hernández y Sánchez-Sosa, 2005; Gutiérrez, 2005).

Otros autores (Martínez et al., 2008) definen el modelo de competencias del docente como la representación de una estructura abierta, dinámica y flexible de un sistema docente. En este modelo, las competencias son un conjunto de conocimientos, habilidades, actitudes y valores que posee el profesor y que interactúan y se relacionan entre sí, fomenta el desempeño exitoso de las actividades y funciones del proceso educativo de acuerdo a los indicadores y estándares establecidos, que ayuden al estudiante a una correcta toma de decisiones y a la resolución de problemas de salud individual y colectiva con base en la evidencia. Este modelo puede ser utilizado como base para el desarrollo de una estrategia de evaluación por competencias.

Ventajas

- Es un modelo integral que permite evaluar fenómenos multidimensionales como el desempeño docente.

- El modelo es pertinente respecto a la innovación de evaluación del desempeño docente.

- Es acorde a los indicadores y estándares establecidos para evaluar el desempeño docente.

Desventajas

- Existe en el personal docente, poca claridad en la conceptualización de las competencias, cómo se clasifican, cómo se elaboran e implementan.

- La implantación de un modelo de evaluación del desempeño docente por competencias implica una cultura de sensibilización y formación en el manejo de competencias.

Además de las estrategias de evaluación del desempeño docentes ya expuestas, existen otras que no mencionamos por ser menos frecuentes en su uso o porque son de reciente creación. Sin embargo, se pueden utilizar de manera complementaria permitiendo así un abanico de posibilidades al evaluador, ejemplos de éstas son: opinión de exalumnos, grabaciones del desempeño docente y evaluación circular (Fernández, 2008).

Es importante mencionar que ninguna estrategia de evaluación por sí sola es suficiente para evaluar el desempeño docente. Deben considerarse otras estrategias complementarias de evaluación, por ejemplo, la evaluación por pares, la autoevaluación, el desempeño académico de los estudiantes entre otros, para lograr una evaluación integral del desempeño docente. La investigación educativa recomienda, con el fin de obtener mayor confiabilidad de los datos, utilizar el mayor número de fuentes. Para obtener mayor claridad en la interpretación de los datos debe lograrse una mayor organización y consistencia interna en la síntesis de éstos (Anderson, 1998; Fraenkel y Wallen, 2000). Para ver detalles sobre la utilización de tres estrategias para evaluar el desempeño docente ver el apartado "Evaluación del desempeño docente mediante tres estrategias".

Un cuestionario para evaluar el desempeño docente en el pregrado de Medicina mediante la opinión del estudiante

Con el propósito de contar con un instrumento válido y confiable (Mazón, Martínez & Martínez, 2008) que, además de contar con propiedades psicométricas satisfactorias, permita evaluar de manera más completa el buen desempeño docente en las asignaturas del plan de estudios vigente de medicina de la UNAM se presenta el siguiente cuestionario.

Cuestionario de Opinión del Estudiante sobre la Docencia (COED)

Este cuestionario busca conocer tu opinión sobre el desempeño que tu profesor(a) ha mostrado en el presente curso, asignatura o unidad.

Tus respuestas proporcionarán información valiosa acerca de las habilidades en las que tu profesor(a) sobresale por su destreza y de aquellas en las que requiere mejorar su desempeño docente.

Por favor contéstalo en forma cuidadosa y honesta en la hoja de respuestas destinada para ello y con base exclusivamente en tu experiencia en este curso y con este(a) profesor(a).

- No marques nada ni hagas anotaciones en este cuestionario.

- Tus respuestas deben ser individuales y no requieren que escribas tu nombre.

Tu profesor(a) recibirá próximamente un resumen de los resultados globales obtenidos.

Instrucciones: Lee cada pregunta y marca en la hoja de respuestas, con base en la siguiente escala, la opción que elijas. Elige sólo una opción para cada respuesta. Recuerda que tu opinión debe ser únicamente sobre tu experiencia en este curso y con su profesor(a).

1 Nunca (0-19% de las veces) 2 Casi Nunca (20-39% de las veces) 3 A veces (40-59% de las veces) 4 Casi Siempre (60-79% de las veces) 5 Siempre (80-100% de las veces)

El (la) profesor(a) de este curso:

1. Asiste con regularidad a clase.

24

2. Si llega a faltar lo notifica con anticipación o lo justifica.

3. Cumple adecuadamente (comienza y acaba) el horario de clase. (Es puntual).

4. Al inicio del curso (práctica) da a conocer el programa (objetivos, contenidos, metodología) y su extensión.

5. Cumple con las normas de trabajo acordadas al principio del curso (práctica).

6. Ha visto en clase los temas contenidos en el programa de la materia o curso (práctica).

7. Lleva por completo la carga docente de esta materia, curso o unidad.

8. En sus exposiciones integra los temas con otras áreas del conocimiento.

9. Propicia con su método de enseñanza el aprendizaje de los contenidos del curso (práctica)

10. Cuando un concepto no queda claro, lo explica de otra manera

11. Se preocupa por los problemas de aprendizaje de sus alumnos/as.

12. Consigue que estemos motivados/as e interesados/as por los contenidos de la materia (práctica).

13. Utiliza materiales de estudio (textos, apuntes, referencias) apropiados a los objetivos del curso (práctica).

14. Se apoya en tecnologías de información tales como internet y videoconferencias,

15. Me motiva a buscar información por mi cuenta.

16. Fomenta el uso de recursos (bibliográficos o de otro tipo) adicionales a los utilizados en la clase (práctica).

17. Realiza suficientes seminarios, lecturas, charlas, debates relacionados con la asignatura (práctica).

18. Es respetuoso/a con los estudiantes.

19. La clase (práctica) la desarrolla en un ambiente de respeto.

20. Es accesible y está dispuesto/a a ayudarnos.

21. Toma en cuenta las opiniones de los estudiantes.

22. Es ejemplo de calidad profesional por su capacidad para enseñar.

23. Los exámenes que aplica evalúan fundamentalmente el grado de comprensión de los temas.

24. Desde un principio especificó los criterios y procedimientos de evaluación de la materia (práctica).

25. Sus criterios y procedimientos de evaluación son adecuados y justos

26. El nivel exigido en sus evaluaciones corresponde con el que se imparten las clases (prácticas).

27. Da a conocer las calificaciones en el plazo establecido.

28. Se preocupa por relacionar lo visto en clase con aplicaciones o casos prácticos.

29. Proporciona ejemplos de posibles aplicaciones prácticas de los contenidos revisados.

30. Explica la relevancia práctica o para el ejercicio profesional de los contenidos de la materia (práctica).

31. Nos hace reflexionar sobre la relevancia práctica o la utilidad profesional de los temas revisados.

32. Me ha hecho sentir satisfecho/a asistiendo a sus clases (prácticas).

33. Ha hecho que aprenda bastante en esta materia (prácticas).

34. Me produjo una muy buena impresión.

35. Lo(a) recomendaría a otros(as) compañeros(as).

36. Si tuviera oportunidad, tomaría otro curso, materia o unidad (prácticas) con él (ella).

Sólo para aquellas materias, cursos o unidades que tienen un programa de prácticas por separado del curso teórico:

37. Promueve la participación de todos los estudiantes en el desarrollo de la práctica.

38. Para la evaluación del estudiante toma en cuenta su participación en la práctica.

39. Proporciona bibliografía de apoyo para los temas revisados durante las prácticas.

40. Explica en forma correcta los procedimientos a seguir en el desarrollo de la práctica.

41. Supervisa que se cumplan las normas de seguridad estipuladas en el manual (Uso de bata, no tomar alimentos, no fumar)

Muchas gracias por tu participación

El cuestionario anterior mostró contar con una buena validez de criterio y de constructo. Las dimensiones que lo conforman (puntualidad y asistencia; materiales y actividades de apoyo; actividades prácticas o de aplicación; satisfacción general y la total o global que integra a todas ellas), junto con las tres tradicionalmente medidas (metodología docente; actitud hacia los estudiantes y evaluación del aprendizaje) poseen propiedades psicométricas adecuadas; ofrecen una visión más completa del desempeño del profesor en el espacio educativo; y con ello buscar incidir en el mejoramiento de la calidad de la tarea educativa.

Mientras el principal motivo de nuestros esfuerzos docentes siga siendo el aprendizaje del estudiante; la valoración que éste haga de ellos, seguirá siendo de gran utilidad; sobre todo, si otros medios (por ejemplo, la valoración realizada por colegas expertos o la aplicación de criterios de ejecución objetivos) implican más costos o no se encuentran disponibles. Sin embargo, no debe pasarse por alto que estos cuestionarios no están exentos de críticas y de cuestionamientos sobre su validez y utilidad. Evidentemente, las evaluaciones del desempeño docente son un fenómeno complejo con una determinación múltiple en virtud de representar la percepción que tienen los estudiantes de su ambiente educacional, que es, a su vez, el resultado de un proceso de interacción compleja entre estudiantes, profesores y el medio social en el que se desarrolla dicha interacción.

Existen diversas opiniones sobre el hecho de que las evaluaciones de la función docente mediante cuestionarios de opinión del estudiante integran múltiples determinantes de los diferentes individuos, y esos aspectos, tan representativos e importantes, solo pueden ser observados desde una perspectiva más amplia y multivariable (Marsh, 2001 y Ting, 2001). En este sentido cabe señalar que existe evidencia de que las opiniones del estudiante pueden verse influenciados por una diversidad de factores que pueden obscurecer las relaciones entre la efectividad o calidad de la docencia y la opinión o sentir del estudiante (García, 2000; Greenwald y Gillmore, 1997); es por ello que la utilidad de los resultados que arrojen será una función de su empleo y aplicación correctas; así como de su investigación empírica sistemática que fundamente su constante depuración y perfeccionamiento y permita reducir al mínimo varias de sus posibles limitaciones (McDonald y Johnson, 2003); en especial si se les emplea con fines de selección, promoción o adquisición por el docente de un puesto o nivel académico específico.

Los resultados de los cuestionarios de opinión del estudiante sobre el desempeño docente en pregrado. Una estrategia institucional para la evaluación de la enseñanza en Medicina.

El propósito de este apartado es ilustrar la utilidad institucional de la obtención de información sobre las actividades docentes mediante la aplicación del cuestionario de Opinión del Estudiante sobre la Docencia (COED)[1], más allá de la pura realimentación al profesor. Para ello, se muestran los resultados de la evaluación del desempeño docente de los profesores de las materias de primer y segundo año, desde la perspectiva de los estudiantes en la Facultad de Medicina de la UNAM. Asimismo, mediante esta estrategia de evaluación se busca comparar el desempeño docente de los académicos de las materias del primer año versus el desempeño de los académicos de las asignaturas del segundo año; así como entre las diversas asignaturas de cada ciclo académico. Todo ello con el fin de detectar necesidades de formación docente, prevenir problemas en el logro de objetivos de formación y preparación de estudiantes y, en general, obtener indicadores del desempeño docente que permitan hacer comparaciones intra e interinstitucionales.

---

[1] Los pormenores del diseño, construcción, depuración y validación de este cuestionario se pueden consultar en Mazón, Martínez y Martínez (2009). Particularmente véase ahí la Tabla V que muestra los reactivos que se incluyen en la versión actual del COED.

Método

En este estudio, observacional, transversal y comparativo (Villegas, Pérez, Sosa, Soriano, Jiménez y González, 2005) se presentan los resultados obtenidos con la aplicación del COED en las materias de 1° y 2° año del plan vigente de la Facultad de Medicina que se impartieron durante el año académico 2007-2008. En total se evaluaron 919 unidades docente/grupo[2] y 20,136 cuestionarios en los que los estudiantes emitieron su opinión sobre el desempeño docente de sus profesores (Martínez, Sánchez, Martínez, 2010)

El instrumento, compuesto por 36 reactivos para los cursos de teoría y de 41 para los cursos de prácticas, requiere que los estudiantes emitan su opinión sobre el desempeño de sus profesores en ocho dimensiones básicas propias del quehacer docente frente a un grupo y en una más para la evaluación específica de los cursos de prácticas o laboratorios: 1) Puntualidad y asistencia; 2) Cumplimiento con el programa académico; 3) Metodología docente; 4) Empleo de materiales de apoyo; 5) Actitud hacia los estudiantes; 6) Evaluación de los aprendizajes; 7) Aplicaciones; 8) Satisfacción y 9) Actividades prácticas (para la valoración de los docentes en los cursos de prácticas, ya sea de laboratorio o las realizadas en escenarios comunitarios). Además, en los reportes individuales que al término del ciclo escolar se entregaron a cada docente evaluado, se incluyó una dimensión más que representa el promedio global obtenido en las ocho primeras dimensiones básicas.

---

[2] La unidad básica de análisis es la del docente/grupo. Esta unidad refiere al promedio de las valoraciones que los estudiantes de un grupo académico determinado realizan del profesor responsable de la docencia de dicha materia. Así, cada alumno puede contestar un cuestionario en cada una de la materias del ciclo básico en las que esté inscrito, y un profesor puede obtener una valoración de su quehacer docente por cada grupo académico en donde imparta su materia. En un ciclo escolar un profesor puede obtener varias valoraciones de su desempeño en función del número de grupos que atienda. Aunque es posible obtener un promedio del desempeño de un profesor para todos los grupos en los que imparta la materia, se ha preferido manejar como independiente la valoración de cada grupo académico; de ahí el término docente/grupo. De igual forma, debe tenerse presente que habitualmente más de un solo docente imparte diversas materias en un mismo grupo; incluso en algunas de ellas su docencia se organiza por unidades y a lo largo de un mismo ciclo escolar los docentes de una misma materia llegan a ser entre 6 y 8 por grupo académico.

El COED se aplicó en el ciclo escolar 2007-2008, en cada uno de los grupos académicos de las materias de los dos primeros años de la carrera. Para ello, los estudiantes de cada grupo, al término de la unidad o curso correspondiente y en ausencia del profesor responsable de su docencia, respondieron el cuestionario en forma anónima, utilizando una hoja de lectura electrónica diseñada para el tipo de respuesta requerida. Las personas responsables de aplicar los cuestionarios ofrecieron las mismas instrucciones a todos los grupos y explicaron que su objetivo principal era obtener información para mejorar la docencia, por lo que se pedía a los estudiantes contestar de la manera más honesta posible. En cada reactivo o ítem del cuestionario (que consiste de una afirmación sobre un aspecto esperado del quehacer docente) los alumnos valoran u opinan sobre el desempeño de sus docentes eligiendo una de cinco opciones (escala tipo Likert):

➢ Cuando el docente "nunca o de 0 a 19% de las veces" exhibe el comportamiento referido.

➢ Cuando "casi nunca o de 20 a 39% de las veces" lo exhibe.

➢ Cuando lo exhibe "a veces o de 40 a 59% de las veces".

➢ Para el caso de que "casi siempre o de 60 a 79% de las veces" lo exhiba.

➢ Cuando el docente "Siempre o entre 80 y 100% de las veces" muestra el comportamiento referido.

Las respuestas de los estudiantes a cada reactivo, en principio dadas en una escala de medición ordinal, se transforman a una escala numérica (continua), lo que permite obtener diversos estadísticos, principalmente medidas de tendencia central y de variabilidad o dispersión, tanto para los propios reactivos como para las dimensiones o escalas a las que pertenecen[3]. Estos estadísticos son la base para la elaboración de los reportes

---

[3] Cada valor de la escala original se convierte a un valor numérico conforme a la siguiente equivalencia: A = 1, B = 2, C = 3, D = 4 y E = 5. Esta es una práctica usual en la aplicación de este tipo de cuestionario (véase, por ejemplo, Arámburo, Luna y Cordero, 2009). Se transforman las opciones presentadas al encuestado en una escala de intervalos, asignando un número a cada posición y asumiendo la distancia entre esos números, igual a la distancia subjetiva entre dos opciones sucesivas. Obviamente, para cada uno de los encuestados, se desconoce la magnitud

individuales de realimentación para el docente, así como para la realización de análisis y reportes que pueden desagregarse en el nivel que sea requerido, desde el más general o incluyente de los promedios de todas las materias de todos los ciclos escolares, hasta los promedios de las dimensiones y reactivos por materia y docente/grupo evaluado; pasando por los promedios generales por materia o ciclo escolar.

La lectura de las hojas y la generación de los archivos de datos corrieron a cargo de la Secretaría de Servicios Escolares de la Facultad. Con base en la información proporcionada por la lectura de las hojas de respuesta, se diseñaron las bases de datos requeridas para la elaboración de los reportes y los análisis estadísticos pertinentes que, a su vez, se llevaron a cabo mediante el paquete estadístico SPSS en su versión 13 para Windows (Gardner, 2003).

Resultados

En la Tabla I se muestran para cada año académico las materias en las que el COED fue aplicado. De igual forma se muestra, por materia, el número de unidades docente/grupo evaluadas y el de cuestionarios en los que los estudiantes emitieron su opinión[4]. Para las materias que se imparten en el primer año de la carrera se aplicaron y analizaron 8,744 cuestionarios para un total de 402 unidades docente/grupo. Para las materias del segundo año se aplicaron y analizaron 11,392 cuestionarios y se obtuvieron resultados para un total de 517 unidades docente/grupo.

---

real de esta distancia. Por lo mismo, al investigar la valoración de la práctica docente mediante la opinión del estudiante es habitual asumir el error derivado de cualquiera de las dos siguientes suposiciones: a) tratar los datos obtenidos de manera ordinal, como si fuesen de intervalos o de razón; b) transformar estos datos en una escala de intervalos o de razón, suponiendo que se conoce la distancia subjetiva, existente entre el orden de preferencia que manifiestan los encuestados. El costo de cometer este error, conforme a las consideraciones de la teoría de la medida, se asume que se compensa por sus ventajas prácticas.

[4] Para mantener el anonimato requerido en este tipo de comparación, los nombres oficiales de las materias han sido omitidos.

Tabla I. Número de unidades docente/grupo y cuestionarios empleados en cada una de las asignaturas de los dos primeros años en los que se aplicó el COED durante el ciclo escolar 2007-2008

Materias Primer año	Docente/Grupo (Unidades evaluadas)	Cuestionarios
Asignatura 1.1	39 (43)	963
Asignatura 1.2	60 (61)	1,877
Asignatura 1.3	40 (40)	978
Asignatura 1.4	157 (79)	2,608
Asignatura 1.5	55 (55)	1,274
Asignatura 1.6	51 (51)	1,044
TOTAL	402 (329)	8,744
Materias Segundo año	Docente/Grupo (Unidades evaluadas)	Cuestionarios
Asignatura 2.1	39 (39)	819
Asignatura 2.2	85 (85)	1,773
Asignatura 2.3	102 (99)	2,372
Asignatura 2.4	238 (107)	5,384
Asignatura 2.5	53 (54)	1,044
TOTAL	517 (384)	11,392

La cifra fuera del paréntesis en la columna de unidades evaluadas corresponde al total de docentes diferentes evaluados y la cifra entre paréntesis al número de grupos (que son las unidades evaluadas).

La diferencia en el número de cuestionarios analizados que se observa en la materia "1.4" del primer año, y las "2.3" y "2.4", del segundo año, se debe a que se imparten a lo largo del año por diferentes docentes, quienes son evaluados al término de las unidades de las que son responsables.

Las propiedades psicométricas de esta aplicación del COED fueron satisfactorias. El índice de la confiabilidad (Alpha de Cronbach) de cada una de sus escalas, así como su estructura factorial resultaron prácticamente semejantes a las reportadas para su aplicación en el ciclo escolar 2006-2007 (Mazón *et al.*, 2009). Además, se obtuvieron por año académico, materia y profesor, la media aritmética y la desviación estándar de las respuestas a cada dimensión del cuestionario.

En la Tabla II se comparan, por cada dimensión del COED, las medidas globales obtenidas en el grupo de materias según el año académico en que se imparten[5]. Para darle mayor sentido práctico a estos puntajes y facilitar comparaciones, se consideró conveniente identificar las calificaciones de 4.5 o mayores como referentes de una ejecución más que satisfactoria del docente, de ahí su descripción de "Muy Bien" (MB). Las calificaciones comprendidas entre 4 y 4.5 como "Bien" o "Aceptables" (B o A), y todas aquellas inferiores a 4 puntos como "Insatisfactorias" (I). En este sentido, la clasificación de las valoraciones obtenidas por el docente con base en estos tres rangos convierte a las valoraciones en una evaluación referida a un criterio:

En este sentido, la clasificación de las valoraciones obtenidas por el docente con base en estos tres rangos, pudiera sentar las bases para su empleo sistemático de manera semejante a la que son empleadas en una evaluación referida a un criterio (criterial), (CENEVAL, 2000, p. 44).

---

[5] Recuérdese que, conforme a la escala de evaluación empleada en el COED, una calificación de 5 implica que el docente realizó la actividad referida "Siempre o entre 80 y 100% de las veces". Una calificación de 4 refiere a la realización de la actividad, "Casi siempre o entre 60 y 79% de las veces". Una calificación menor a 4 implica que el docente realizó la actividad evaluada en una proporción menor a 60% de las ocasiones.

Tabla II. Resultados promedio (media aritmética y desviación estándar) obtenidos en cada una de las dimensiones del COED por el conjunto de 11 asignaturas según el año académico en que se imparten

Dimensión	Calificación Asignaturas		
	Primer Año	Segundo Año	Total (Todas)
Puntualidad y asistencia *	4.43 ± 0.82	4.53 ± 0.77	4.48 ± 0.79
Gestión académica *	4.35 ± 0.82	4.46 ± 0.80	4.41 ± 0.81
Metodología Docente *	4.14 ± 0.97	4.27 ± 0.95	4.21 ± 0.96
Actividades/materiales apoyo *	3.89 ± 0.99	4.10 ± 0.99	4.00 ± 1.00
Actitud hacia los Estudiantes *	4.41 ± 0.84	4.45 ± 0.83	4.43 ± 0.84
Evaluación de los Aprendizajes	4.30 ± 0.90	4.34 ± 0.93	4.32 ± 0.91
Aplicaciones *	4.26 ± 0.95	4.35 ± 0.93	4.31 ± 0.94
Satisfacción General *	4.04 ± 1.16	4.16 ± 1.13	4.11 ± 1.15
Escala Global (Todas las escala	4.21 ± 0.83	4.32 ± 0.83	4.27 ± 0.83

*La diferencia entre el primer y segundo años en la calificación obtenida en la dimensión es estadísticamente significativa (sin asumir homocedasticidad: $t \leq -3.33$, $gl \sim 18,746$ y $p \leq 0.005$).

Destaca el hecho de que en ninguna de las dimensiones se obtiene en este promedio global una calificación superior a 4.5, con excepción de puntualidad y asistencia en segundo año. Es decir, ninguna alcanza, en términos de la sugerencia de valoración descrita, la calificación de MB. Se puede observar que las calificaciones promedio total consideradas conjuntamente para los dos años de las dimensiones "Actividades/materiales de apoyo" y "Satisfacción general", son las de menor puntaje (en los límites de lo aceptable) y las de "Puntualidad y asistencia", "Actitud hacia los estudiantes" y "Gestión" son las que obtienen, relativamente, las valoraciones más altas (cerca del límite superior de la valoración de "Bien o aceptables").

En general, se tiene que las actividades docentes son sistemáticamente mejor evaluadas y ofrecen mayores niveles de satisfacción en las materias del segundo año de la carrera, en comparación con las del primero. El desempeño relativamente mejor de los profesores de segundo año en contraste con el de los maestros de primer año se confirma cuando se analizan los promedios obtenidos en todas las dimensiones[6], como se puede observar en la Tabla II. En ambos años las dimensiones de "Actitud hacia los estudiantes", "Puntualidad" y "Cumplimiento con los aspectos administrativos de los cursos" (Gestión) son las mejor valoradas. Se observa, además, que en ambos años académicos y desde la perspectiva del estudiante, hay aspectos en las dimensiones de "Métodos docentes" y "Empleo de otros materiales y actividades de apoyo" que requieren ser mejorados (Son las dimensiones que tradicionalmente se han supuesto como muy relevantes para el aprendizaje del estudiante: la calidad del docente y los materiales en que se apoya la impartición del curso).

El desempeño docente por cada una de las materias evaluadas se puede observar en las Tablas III y IV. En la primera de ellas se muestran las medias aritméticas y las desviaciones estándar que en cada dimensión del COED obtuvieron las materias del primer año académico y, en la segunda, las de las materias del segundo año.

---

[6] Las pruebas t de Student aplicadas a las comparaciones entre las calificaciones de los dos años académicos mostraron en todas las dimensiones una diferencia estadísticamente significativa con una $p \leq 0.05$.

Tabla III. Resultados promedio (media aritmética y desviación estándar) obtenidos en cada dimensión evaluada por el COED en las materias del primer año del ciclo escolar 2007-2008

Dimensión / Materia	1.1	1.2	1.3	1.4	1.5	1.6	Promedio Todas las Materias de 1°
Puntualidad y asistencia	4.40 ± 0.84	4.54* ± 0.72	4.24* ± 0.92	4.56* ± 0.68	4.28* ± 0.95	4.31* ± 0.92	**4.43 ± 0.82**
Gestión académica	4.29* ± 0.85	4.49* ± 0.61	4.13* ± 0.91	4.40* ± 0.79	4.27* ± 0.93	4.34 ± 0.88	**4.35 ± 0.82**
Metodología Docente	4.19 ± 0.93	4.39* ± 0.77	3.98* ± 1.00	4.00* ± 1.03	4.15 ± 1.01	4.17 ± 0.98	**4.14 ± 0.97**
Actividades/m ateriales apoyo	3.83 ± 0.99	3.95* ± 0.88	3.84 ± 0.97	3.87 ± 1.01	3.88 ± 1.08	3.96* ± 1.02	**3.89 ± 0.99**
Actitud hacia los Estudiantes	4.42 ± 0.80	4.62* ± 0.65	4.32* ± 0.87	4.31* ± 0.91	4.35* ± 0.95	4.45 ± 0.81	**4.41 ± 0.84**
Evaluación de los Aprendizajes	4.23* ± 0.91	4.50* ± 0.71	4.12* ± 0.98	4.25* ± 0.90	4.27 ± 0.97	4.33 ± 0.94	**4.30 ± 0.90**
Aplicaciones	4.42* ± 0.90	4.38* ± 0.81	4.23 ± 0.96	4.12* ± 1.02	4.23 ± 0.99	4.29 ± 0.95	**4.26 ± 0.95**
Satisfacción General	4.06 ± 1.15	4.32* ± 0.98	3.87* ± 1.22	3.86* ± 1.23	4.08 ± 1.17	4.10 ± 1.14	**4.04 ± 1.16**
Escala Global	4.22 ± 0.80	4.39* ± 0.65	4.08* ± 0.88	4.15* ± 0.85	4.18 ± 0.93	4.24 ± 0.87	**4.21 ± 0.83**

* La diferencia promedio de la dimensión, calculado para todas las materias del mismo año académico es estadísticamente significativa (Prueba t para una sola muestra, $p \leq 0.05$)

Tabla IV. Resultados promedio (media aritmética y desviación estándar) obtenidos en cada dimensión evaluada por el COED en las materias del segundo año del ciclo escolar 2007-2008

Dimensión / Materia	2.1	2.2	2.3	2.4	2.5	Promedio Todas las Materias de 2°
Puntualidad y asistencia	4.52 ± 0.67	4.46* ± 0.90	4.41* ± 0.87	4.61* ± 0.65	4.54 ± 0.77	**4.53 ± 0.77**
Gestión académica	4.46 ± 0.70	4.44 ± 0.90	4.23* ± 0.94	4.57* ± 0.69	4.52* ± 0.76	**4.46 ± 0.80**
Metodología Docente	4.34* ± 0.82	4.28 ± 1.00	3.99* ± 1.08	4.34* ± 0.87	4.46* ± 0.83	**4.27 ± 0.95**
Actividades/materiales apoyo	4.11 ± 0.93	4.16* ± 1.01	3.84* ± 1.08	4.16* ± 0.94	4.33* ± 0.90	**4.10 ± 0.99**
Actitud hacia los Estudiantes	4.42 ± 0.79	4.45 ± 0.89	4.30* ± 0.90	4.50* ± 0.77	4.55* ± 0.77	**4.45 ± 0.83**
Evaluación de los Aprendizajes	4.32 ± 0.87	4.35 ± 0.90	4.09* ± 1.06	4.43* ± 0.84	4.51* ± 0.81	**4.34 ± 0.93**
Aplicaciones	4.51* ± .75	4.34 ± 1.01	4.09* ± 1.09	4.43* ± 0.84	4.51* ± 0.82	**4.35 ± 0.93**
Satisfacción General	4.21 ± 1.03	4.19 ± 1.15	3.82* ± 1.30	4.26* ± 1.05	4.39* ± 0.97	**4.16 ± 1.13**
Escala Global (Todas las escalas)	4.35 ± 0.91	4.33 ± 0.91	4.08* ± 0.93	4.40* ± 0.75	4.47* ± 0.76	**4.32 ± 0.83**

* = La diferencia con respecto al valor promedio de la dimensión calculado para todas las materias del mismo año académico, es estadísticamente significativa (Prueba t para una sola muestra, $p \leq 0.05$)

Puede notarse que, en general, en todas las materias de los dos años académicos las dimensiones de "Métodos docentes" y "Actividades y materiales de apoyo" tienden a ser las menos valoradas, cuestión que se refleja en la calificación que se obtiene en la dimensión de "Satisfacción general".

Como ya se describió, debe tenerse presente que esto refleja, en términos de la opinión del estudiante, la necesidad de que los docentes fortalezcan y mejoren la calidad de las actividades más directamente relacionadas con el aprendizaje de los estudiantes, así como de los materiales y actividades de apoyo que inciden en su mejor aprendizaje o aprovechamiento. Este aspecto es particularmente pertinente para las materias "1.3" y "1.4" que se imparten durante el primer año, y la "2.3" del segundo año.

Contrastan con estas materias las altas calificaciones que, especialmente en las dimensiones, inciden o guardan una estrecha relación con el aprendizaje del estudiante: "Metodología docente" y "Materiales de apoyo", se observan en las materias "1.2", que se imparte en el primer año (y que en todas las dimensiones es valorada por los estudiantes por arriba del término medio de las materias del mismo año), y las "2.4" y "2.5" del segundo año (Que al igual que la materia "1.2"del primer año, obtienen prácticamente en todas las dimensiones una valoración por arriba de la media de las materias del segundo año).

De igual forma, es notable que independientemente de la calificación obtenida en otras dimensiones, la de "Actitud hacia los estudiantes" (que refleja el respeto y consideración que el docente muestra hacia sus estudiantes; tiende a obtener, en general en todas las materias, una valoración alta; con excepción de "1.3", "1.4" y "1.5", en primer año, y "2.3", en segundo año.

Como una forma de facilitar las comparaciones entre las materias de ambos años escolares, en las Figuras 1 y 2 se muestran las calificaciones promedio obtenidas en la dimensión global o total (promedio de las otras ocho dimensiones) por las materias del primer año y del segundo, respectivamente.

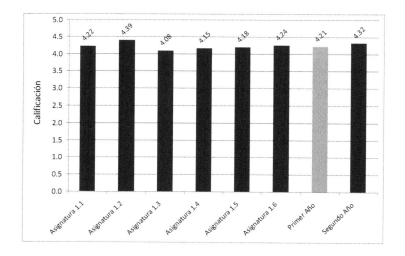

Figura 1. Calificación promedio en la Dimensión Global o General de las asignaturas del Primer Año (N = 6). Se incluye para fines de comparación el promedio de todas las materias, tanto de primer año como de segundo.

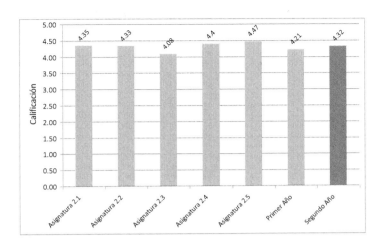

Figura 2. Calificación promedio en la Dimensión Global o General de las asignaturas del Segundo Año (N = 5). Se incluye para fines de comparación el promedio de todas las materias, tanto de primer año como de segundo.

En las materias de primer año destaca la calificación de la asignatura "1.2", cuya valoración es superior, incluso, a tres de las cinco materias del segundo año. En la misma figura se identifica fácilmente el bajo desempeño de la materia "1.3" que, al menos en esta dimensión, ronda por el límite inferior de la categoría de "Bien", muy cercana a "Insatisfactorio"[7]. De igual forma, en las materias del segundo año se puede identificar la materia "2.3" como la de menor valoración, incluso por debajo del promedio de las materias de primer año. Por el contrario, la asignatura 2.5 destaca sobre el resto de las asignaturas por ser la de mejor valoración.

Este tipo de contrastes puede profundizarse o desagregarse hasta el grado de comparar por materia y dimensión evaluada el desempeño de los docentes en cada uno de los grupos académicos en que imparten clases. Esto permite identificar de manera casuística

---

[7] De hecho, en todas las dimensiones sus calificaciones están consistentemente por debajo del promedio de las materias del primer año. Véase la Tabla III. Algo semejante ocurre en el caso de la materia "2.3" que se imparte en el segundo año.

aquellos profesores que, desde la perspectiva de sus estudiantes, requieren de un mayor apoyo formativo para el mejoramiento de sus funciones docentes.

Otra forma en que la información obtenida mediante la aplicación de instrumentos como el COED puede utilizarse desde una perspectiva institucional, es la evaluación de la calidad con que se está realizando la función docente en un nivel individual, ya sea en términos de la cantidad de docentes que comparativamente, o en referencia a un estándar o criterio institucional, pueden ser considerados de nivel excelente o que alcanzan un nivel más que satisfactorio en la dimensión, por ejemplo, "Metodología docente", que busca evaluar el grado en que el profesor con sus métodos propicia el aprendizaje del estudiante.

Las Figuras 3 y 4 muestran, para las asignaturas del primer y segundo años, respectivamente, los porcentajes de profesores que obtienen "Muy bien", "Aceptable" e "Insatisfactorio" en la dimensión "Metodología docente" conforme a la referencia de los criterios de ejecución que se han propuesto.

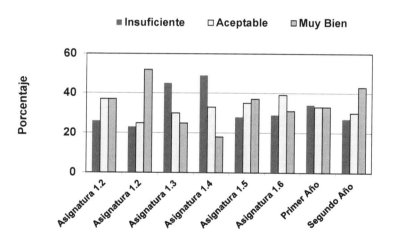

Figura 3. Porcentaje de profesores que en las asignaturas del primer año (N = 6) obtienen en la escala "Metodología docente" una calificación de *insuficiente* (menos de 4 puntos), *aceptable* (de 4 hasta menos de 4.5 puntos) o *muy bien* (4.5 o más puntos)

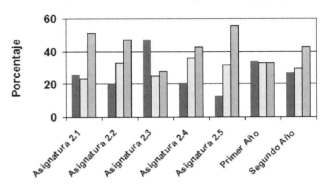

Figura 4. Porcentaje de profesores que en las asignaturas del segundo año (5) obtienen en la escala "Metodología docente" una calificación de *insuficiente* (menos de 4 puntos), *aceptable* (de 4 hasta menos de 4.5 puntos) o *muy bien* (4.5 o más puntos).

En las asignaturas del primer año (Figura 3) de nuevo destaca la "1.2", donde se observa que alrededor de 50% de sus docentes obtiene una calificación de "Muy bien". Por el contrario, en la asignatura "1.4" se observa el mayor porcentaje con las calificaciones de "Insatisfactoria". En las asignaturas del segundo año se observa que con excepción de "2.3"; que tiene el mayor porcentaje de calificaciones insatisfactorias, en las cuatro asignaturas restantes el porcentaje de docentes con calificaciones "Muy buenas" rebasa el 40%. Con estas comparaciones se hacen evidentes las áreas y materias en las que se hacen más necesarios los programas de formación y mejoramiento docente; y en las cuales la calidad de los profesores, en términos de la opinión del estudiante, es más que satisfactoria.

Discusión

En el actual contexto de la educación superior, donde la búsqueda de indicadores de desempeño es una tarea prioritaria para valorar la calidad de las instituciones y el logro de las metas de programas de desarrollo, contar con instrumentos válidos y confiables que ofrezcan información útil para el seguimiento y evaluación de programas, así como la identificación de áreas de oportunidad es de gran importancia estratégica.

Los resultados obtenidos con la aplicación del COED pueden emplearse para elaborar diferentes comparaciones y reportes institucionales evaluativos sobre el estado que, desde la perspectiva del estudiante –su destinatario principal– guardan las actividades de docencia. Esto permite contar con una fuente de información útil para identificar los puntos fuertes y aquellas áreas de oportunidad que existen, e incidir en el logro de un mejoramiento continuo de las actividades docentes.

Por ejemplo, los resultados obtenidos con la aplicación del COED, y de los cuales se presentó una parte, muestran que la Facultad de Medicina de la UNAM posee una planta docente que, en general y de acuerdo con la opinión de sus estudiantes, exhibe un desempeño adecuado. Sin embargo, los resultados hacen evidente también la necesidad de realizar programas de intervención institucionales, particularmente en lo que se refiere a las dimensiones de "Métodos docentes" y "Actividades y materiales de apoyo".

Por otra parte los resultados obtenidos con la aplicación del COED, son de utilidad en distintos niveles de análisis e intervenciones de lo general a lo particular, como son: la evaluación del desempeño docente global (planta docente), por área de conocimiento (básica, clínica y socio-médica), por ciclo académico, por asignatura, por profesor, por dimensión del cuestionario y por reactivo. Esto permite no sólo la evaluación de la docencia y ofrecer realimentación al desempeño individual y por materia, sino, además, desde la perspectiva de una evaluación referida a criterio, potencialmente permite realizar comparaciones intra e interinstitucionales, y de fundamentar propuestas de programas para el mejoramiento, la profesionalización e investigación de la calidad de la función docente. En este sentido, este tipo de cuestionarios debe formar parte del arsenal de instrumentos de todo programa de evaluación institucional.

Un cuestionario para evaluar el desempeño docente en especializaciones médicas mediante la opinión del residente.

Este instrumento de evaluación muestra un alto grado de fiabilidad en las cinco dimensiones del desempeño docente, avalado por el resultado de consistencia interna alfa de Cronbach de 0.9596. Se debe tener en cuenta que en la práctica no existen coeficientes perfectos (1.0), y que la mayoría de los autores consideran coeficientes muy altos a los mayores de 0.81. Así, los estudiantes de diferentes especialidades pueden ser considerados evaluadores fiables de la actuación del docente. (A continuación se presenta el cuestionario validado por: Martínez-González, Lifshitz-Guinzberg, Ponce-Rosas, Aguilar, 2008). Este artículo puede ser consultado para mayores detalles del diseño y validación del cuestionario.

NOMBRE DE CURSO DE
ESPECIALIZACIÓN:_____

SEDE:_____

EDAD: _____ Años   GENERO: FEMENINO: ☐   MASCULINO: ☐

Estado Civil: Soltero____Casado____ Amasiato___   Viudo___

Marque con una "X" el círculo correspondiente al año de residencia de la especialidad:

R-1 ○   R-2 ○   R-3 ○   >R3 ○

Lee cuidadosamente las instrucciones. El propósito del presente cuestionario es conocer tu punto de vista respecto al desempeño docente eficiente en cualquier espacio educativo (en el aula, al paso de visita y al pie de cama del paciente, en sesiones de radiodiagnóstico y de servicio, consulta externa, en las salas y espacios de descanso), y tiene como objetivo mejorar la enseñanza. Es importante que tus respuestas sean objetivas, por tal motivo este cuestionario es anónimo.

Para contestar cada una de los enunciados utiliza la siguiente escala:

Nunca   Siempre

1   2   3   4   5

Recuerda: cada reactivo debe tener una sola respuesta, no dejes de contestar ninguno.

	1	2	3	4	5
1. Fue accesible dentro y fuera del espacio educativo.					
2. Trató con respeto a los residentes programa.					
3. Mostró entusiasmo por la docencia.					
4. Estimuló a seguir aprendiendo más de la materia.					
5. Propició el respeto a los puntos de vista del residente.					

6. Tomó en consideración los aspectos personales del residente que pueden influir en su desempeño.					
7. Al residente se le dio la oportunidad de opinar sobre el programa.					
8. El desempeño del docente cumplió mis expectativas.					
9. Otorgó credibilidad a los comentarios de los residentes.					
10. Fomentó el interés por la materia.					
11. Estimuló la participación de los residentes.					
12. Explicó claramente los contenidos del curso.					
13. Presentó el programa al inicio del curso.					
14. Presentó los temas con una secuencia lógica.					
15. Estableció los objetivos a lograr en el curso.					
16. Al inicio del curso dio a conocer las estrategias y criterios de evaluación.					
17. Los contenidos fueron congruentes con los objetivos.					
18. Recomendó material bibliográfico documental y hemerográfico.					
19. El ritmo de las tareas fue adecuado.					
20. El tiempo asignado a la enseñanza en el espacio educativo fue adecuado.					
21. Promovió la organización de grupos de discusión.					
22. Con base en los resultados de la evaluación se proporcionó realimentación a los residentes.					
23. El examen verificó el logro de los objetivos del curso.					
24. Propició la identificación de los síntomas y signos más importantes para analizar los casos.					
25. Propició la identificación de los problemas de los casos.					
26. Formuló preguntas adecuadas a los casos.					
27. Orientó el planteamiento de los problemas de los casos.					
28. Alentó la formulación de diagnósticos de los casos.					
29. Promovió la fundamentación de los diagnósticos.					
30. Propició el análisis integral de los casos (biológico,					

psicológico y social).					
31. Enfatizó sobre los tratamientos adecuados de los casos.					
32. Señaló errores cometidos durante el análisis de los casos.					
33. Mostró dominio de los conocimientos de su materia.					
34. Sus conocimientos de la materia estaban actualizados.					
35. Los objetivos planteados por el docente son acordes al desarrollo y necesidades médicas.					
36. Resolvió preguntas planteadas en el curso.					
37. Al contestar las preguntas en clase, fueron claras las respuestas.					

Gracias por contestar el cuestionario

Los resultados de la evaluación del desempeño docente en las especializaciones médicas de la Facultad de Medicina de la UNAM, en el Hospital General "Dr. Manuel Gea González".

En el Plan Único de Especializaciones Médicas (PUEM) de la UNAM hace falta una evaluación sistemática de la función docente de los profesores, lo que reduce la posibilidad de que los profesores cumplan cabalmente las funciones y actividades propias del proceso educativo, dificulta la identificación de criterios para fundamentar las actividades de formación de profesores y evita la identificación de prácticas docentes adecuadas.

La pregunta de investigación es: ¿Existen diversos grados de desempeño docente según la opinión de los residentes en el Hospital General Dr. "Manuel Gea González"?

Método

Es un tipo de estudio observacional analítico. La población de estudio estuvo constituida por los profesores del Hospital General "Dr Manuel Gea González" de cualquier año de la residencia médica del PUEM de la Facultad de Medicina de la Universidad Nacional Autónoma de México en el ciclo escolar 2010. Participaron voluntariamente 25 profesores del PUEM del Hospital. Fueron evaluados por 281 residentes correspondientes a su especialidad (Martínez-González 2012).

Los criterios de inclusión fueron: profesores pertenecientes al PUEM con consentimiento informado y residentes del PUEM con consentimiento informado y haber tenido una relación profesor-estudiante mínima de tres meses. Se eliminaron del estudio los cuestionarios incompletos. Las variables consideradas fueron edad, género, año de residencia y especialidades clasificadas en Médicas y Quirúrgicas. Destacando que estas últimas se diferencian de las médicas en que utilizan medios invasivos para tratar algunas enfermedades.

El cuestionario de evaluación del desempeño docente por opinión del residente fue anónimo estuvo integrado por 37 enunciados (ver el apartado anterior "Un cuestionario para evaluar el desempeño docente en especializaciones médicas"), con cinco dimensiones del desempeño docente: I) Relación profesor-residente y motivación, II) Metodología, III) Evaluación, IV) Capacidad de Solución de Problemas y V) Conocimiento de la materia (Martínez, Lifshitz, & Ponce, 2008). La confiabilidad global del instrumento tuvo un alfa de Cronbach, de 0.9596 y se utilizó una escala tipo Likert donde: 1 Cuando el docente "nunca o de 0 a 19% de las veces" exhibe el comportamiento referido, 2 Cuando "casi nunca o de 20 a 39% de las veces" lo exhibe, 3 Cuando lo exhibe "a veces o de 40 a 59% de las veces", 4 Para el caso de que "casi siempre o de 60 a 79% de las veces" lo exhiba, 5 Cuando el docente "Siempre o entre 80 y 100% de las veces" muestra el comportamiento referido (DesMarchais, 1999).

Se utilizó estadística descriptiva: medidas de tendencia central y dispersión: media, desviación estándar, rango, porcentajes y las siguientes pruebas: Chi cuadrada; homogeneidad de varianza, t de Student, ANOVA y post hoc de Tukey.

El protocolo de esta investigación fue aprobado por el Comité de Investigación y Ética del Hospital (39-58-2010).

Resultados

Se evaluó el desempeño docente de 25 profesores de las especialidades del PUEM, lo que representa una tasa de respuesta de (86.2%) en el Hospital General Dr. "Manuel Gea González" durante los meses de mayo y junio de 2011, de los cuales 18 (72%) son de género masculino y 7 (28%) femenino. El promedio de edad de los profesores fue de 53 años. Tomando en cuenta rango de edad 15 (55.5%) tenían entre 41-50 años, 10 (37%) entre 51-60 y 2 (7.4%) más de 61 años. Todos los profesores tenían el grado de especialista y sólo uno poseía la maestría en educación.

El desempeño docente de los profesores de trece especialidades médicas pertenecientes al PUEM fue evaluado por 281 residentes de los cuales, 81 pertenecían al primer año de residencia (28.8%), de segundo año 80 (28.4%), 83 de tercer año (29.5%) y 34 de cuarto año (12.1%) y en tres cuestionarios (1.1%) se omitió el dato. En relación al género, 144 (51.24%) era masculino y 119 (42.34%) femenino y 18 (6.4%) no contestaron este dato.

En las especializaciones médicas se consideraron: anatomía patológica, anestesiología, dermatología, medicina del enfermo en estado crítico, medicina interna, pediatría, imagenología diagnóstica y terapéutica y urología. Dentro de las quirúrgicas se encuentran cirugía general, cirugía plástica y reconstructiva, oftalmología, ortopedia y otorrinolaringología.

La tabla 1 muestra a los 25 docentes agrupados por especialidad que fueron evaluados por los residentes. Como se observa, el mayor número de cuestionarios por especialidad corresponden a medicina interna 57, quienes evaluaron a tres profesores y el menor número de docentes evaluados por especialidad fue: medicina del enfermo en estado crítico con 2 que evaluaron 1 docente.

Tabla 1. Número de docentes evaluados y cuestionarios analizados por especialidad

Especialidad	Docentes Evaluados n	Cuestionarios analizados n
Anatomía patológica	2	12
Anestesiología	1	15
Cirugía general	2	44
Cirugía plástica y reconstructive	2	24
Dermatología	2	32
Medicina del enfermo en estado crítico	1	2
Medicina interna	3	57
Oftalmología	2	17
Ortopedia	2	14
Otorrinolaringología	2	18
Pediatría	3	33
Imagenología diagnóstica y terapéutica	2	6
Urología	1	7
TOTAL	**25**	**281**

La tabla 2 muestra los resultados en las diferentes dimensiones que explora el cuestionario considerando el año de residencia. La dimensión mejor evaluada por los residentes fue la referente a los conocimientos de la materia, así mismo, la de menor puntaje es la de evaluación. En todos los casos son los residentes de primer año los que emiten las valoraciones más altas. Con excepción de la dimensión III (evaluación), donde son los residentes de 4° año los que emiten un valor más alto.

Tabla 2. Resultados globales de desempeño docente por dimensiones y por año de residencia.

Dimensiones del desempeño docente	R1 Media ± DS	R2 Media ± DS	R3 Media ± DS	R4 Media ± DS	TOTAL Media ± DS
I. Relación profesor-residente y motivación	4.24 ± .78	4.17 ± .74	4.10 ± .91	4.12 ± 1.1	4.16 ± .85
II. Metodología	4.16 ± .79	4.03 ± .85	3.90 ± .94	3.89 ± 1.21	4.01 ± .91
III. Evaluación	3.94 ± .86	3.74 ± .99	3.80 ± .94	3.96 ± 1.08	3.84 ± .95
IV. Capacidad de solución de problemas	4.35 ± .67	4.11 ± .78	4.15 ± .85	4.15 ± 1.00	4.20 ± .80
V. Conocimiento de la materia	4.46 ± .57	4.21 ± .75	4.31 ± .74	4.25 ± 1.01	4.32 ± .74

En la misma tabla se aprecia que la dimensión V correspondiente a conocimiento de la materia es la mejor valorada con una media de 4.32 y la dimensión III evaluación, la más baja con 3.84.

Se compararon 164 evaluaciones por los residentes correspondientes a las especialidades médicas con una media de 4.25 ± .89 y 117 correspondientes a las quirúrgicas quienes obtuvieron una media de 4.70 ± .55 al aplicar una t de Student se encontró diferencia significativa con un alfa de 0.05.

En la tabla 3 se presentan los resultados agrupados por especialidades médicas y quirúrgicas. Se aprecia que en el caso de las especialidades quirúrgicas, todas las dimensiones tienen un valor mayor que en las médicas. Se conserva la mayor valoración para la dimensión V conocimiento de la materia con 4.45 para quirúrgicas contra 4.22 de las médicas; el menor valor es para la dimensión III evaluación; 4.04 *vs* 3.69. ANOVA y *post hoc* de Tukey.

Tabla 3. Resultados del desempeño docente según especialidades médicas y quirúrgicas

Dimensiones del desempeño docente	Médicas	Quirúrgicas
I. Relación profesor-residente y motivación	4.11 ± .85	4.24 ± .85
II. Metodología	3.89 ± .99	4.18 ± .76*
III. Evaluación	3.69 ± 1.01	4.04 ± .82*
IV. Capacidad de solución de problemas	4.07 ± .84	4.38 ± .71*
V. Conocimiento de la materia	4.22 ± .75	4.45 ± .70*
TOTAL	4.25 ± .89	4.70 ± .55*

*$=p<0.05$

La figura 1 muestra en el eje de las "x" los resultados sobre el desempeño docente de las diferentes especialidades clasificadas en médicas y quirúrgicas y el eje de las "y" el total de docentes valorados en cada nivel, desde excelente a insuficiente. Se puede observar que en las especialidades médicas no existen profesores valorados como excelentes en contraste con las quirúrgicas, que tienen cinco profesores excelentes según la opinión de los residentes. En esta misma figura se observa que también en las especialidades quirúrgicas solamente valoraron a un profesor con desempeño docente insuficiente, en cambio en las médicas fueron dos los valorados en este mismo nivel.

Figura 1. Número de profesores de las especializaciones médicas y quirúrgicas valorados por opinión del residente en grados de desempeño docente.

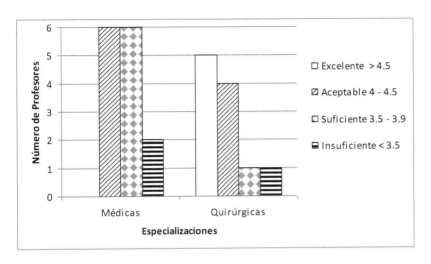

En la tabla 4 se muestra el resultado de las valoraciones entre algunas especialidades médicas y quirúrgicas y se encontró diferencia significativa mediante el ANOVA con alfa de 0.05 y la prueba de Tukey como *post hoc*.

Tabla 4. Diferencias significativas entre especialidades médicas y quirúrgicas

Clasificación de las epecialidades	(I)Especialidad	(J) Especialidad	Diferencia de medias (I-J)	Sig.	Intervalo de confianza al 95%	
					Límite inferior	Límite superior
Médicas	Anestesiología	Urología	-43.390	.019	-82.56	-4.22
	Radiología e Imagen	Urología	-66.857	.001	-114.47	-19.25
	Urología	Anestesiología	43.390	.019	4.22	82.56
		Radiología e	66.857	.001	19.25	114.47

		Imagen				
Quirúrgicas	Cirugía General	Ortopedia	-22.519	.050	-45.04	.00
	Oftalmología	Ortopedia	-30.693	.015	-57.18	-4.21
		Otorrinolaringol ogía	-26.931	.026	-51.75	-2.11
	Ortopedia	Cirugía General	22.519	.050	.00	45.04
		Oftalmología	30.693	.015	4.21	57.18
	Otorrinolaringol ogía	Oftalmología	26.931	.026	2.11	51.75

Discusión

En la actualidad la búsqueda de indicadores de desempeño docente es una prioridad en el contexto de los posgrados nacionales con el fin de perfeccionar una función sustantiva de la Facultad de Medicina como lo es la docencia, y reconocer a los profesores con excelente desempeño docente. Por esta razón la evaluación tiene una gran importancia estratégica, al ofrecer información que permite identificar las áreas de oportunidad donde los programas de intervención pueden ser considerados para aumentar la calidad en la formación de los especialistas y lograr cabalmente el perfil del egresado.

El PUEM tiene como propósito formar médicos especialistas de alto nivel para resolver los problemas de salud que requieren de este profesional, por lo que se debe contar con un equipo docente que coadyuve en el logro de este propósito y en general, según la opinión de los residentes el desempeño docente de los profesores del Hospital General "Manuel Gea González" es aceptable. Los profesores cuentan con alto nivel académico y larga trayectoria en su experiencia profesional.

Cuando se analizan específicamente las distintas dimensiones del desempeño docente, la mejor valorada por los residentes fue la referente a los "conocimiento de la materia", esto puede deberse a que este Hospital es de tercer nivel de atención médica, donde los profesores-clínicos son expertos en su especialidad y en la solución de problemas de salud por lo que se mantienen muy bien actualizados. Los enunciados de esta dimensión se refieren al conocimiento del profesor en su disciplina, dominio, actualización y su vinculación con la práctica.

Otra dimensión bien valorada fue la "solución de problemas" que evalúa la capacidad del docente para estimular el razonamiento clínico y el juicio crítico en contextos reales para la toma de decisiones basada en la evidencia (DesMarchais, 1999). Ahora bien, la finalidad última en la adquisición de conocimientos en cualquier caso, no son los conocimientos por sí mismos, sino su utilidad para comprender determinadas situaciones y para resolver problemas de salud de los pacientes (Mayo, Donnelly, & Schwartz, 1995).

En contraste, la dimensión de "evaluación" fue valorada apenas como "suficiente", probablemente debido a que es una actividad compleja y que no es de fácil dominio de los profesores ya que implica conocimientos específicos de evaluación del aprendizaje que no todos los profesores poseen, porque la gran mayoría no recibió formación formal en docencia (Pérez & Viniegra, 2003). La evaluación en este nivel es esencialmente formativa para los residentes al utilizar la realimentación para la autorregulación del aprendizaje, en donde se les debe mostrar sus logros y áreas de oportunidad en el proceso educativo.

La evaluación así entendida sirve como estímulo para aprender y cumple un papel fundamental en la medida en que a través de ella se autoriza al especialista para ejercer como tal y se garantiza a la sociedad que el residente posee la formación adecuada. Si la evaluación cumple con estos requisitos, el docente contribuirá al desarrollo personal y profesional del residente. El resultado global de la evaluación por opinión de los residentes se puede considerar alto y es similar a lo encontrado por Irby, Gillmore y Ramsey (1987).

En relación con nuestra pregunta de investigación, observamos que sí existen diversos grados de desempeño docente de acuerdo a la opinión de los residentes, encontrando que los de mayor valoración, fueron los profesores que imparten las especialidades quirúrgicas. Estas variaciones interdepartamentales también han sido observadas por otros autores (Lombarts, Arah, Busch, & Heineman, 2010).

Lo anterior nos indica que posiblemente existe una relación más estrecha entre los residentes y los profesores-tutores pertenecientes a estas especialidades, por ejemplo, la enseñanza de la cirugía es teórico-práctica, simultáneamente a la adquisición de conocimientos el residente adquiere destrezas para establecer el diagnóstico e indicar las medidas terapéuticas con el fin de que sepa qué hacer, cómo hacerlo, por qué hacerlo y cuándo hacerlo; además, adquiere las habilidades, actitudes y valores.

La adquisición de las destrezas se lleva a cabo principalmente en el quirófano, al principio el residente actúa como observador, después como ayudante y en tercer término como cirujano supervisado por el tutor, para finalmente realizar de forma independiente los diferentes procedimientos en el número suficiente de casos para desarrollar el criterio quirúrgico (Vega, Mejía, Vega, Yañez & Romero, 2010).

En un programa formal de tutoría quirúrgica, el cirujano experimentado desarrolla una relación continua con el cirujano inexperto para ayudarlo a guiar su carrera profesional. La tutoría da la oportunidad de facilitar el aprendizaje tras muchos años de experiencia y al realizarse de una manera formal propicia la transferencia del conocimiento (Maniscalco, 2011).

Limitaciones del estudio: El tamaño de la población de profesores evaluados fue pequeño, aunque se evaluó más del 80% de los profesores pertenecientes al PUEM del Hospital General "Dr. Manuel Gea González", la muestra no permite generalizar los resultados y extrapolarlos a otros contextos.

En relación con el instrumento, aunque tiene evidencia de confiabilidad y validez es preciso continuar su perfeccionamiento a través del análisis factorial confirmatorio.

La cultura de evaluación del desempeño docente debe fortalecerse y aprovechar al máximo los resultados y beneficios de la misma. La riqueza de esta cultura se maximiza cuando se considera evaluar toda la planta académica en general, el equipo docente de una especialidad y cada profesor en particular, personaje principal de este estudio.

La evaluación no es un fin en sí misma, sino que es uno de los medios de obtención de información, para la toma de decisiones y contrastación entre el deber ser con el ser, permite establecer un perfil del docente que se desea lograr.

La importancia de este estudio radica en que es pionero e inicia una línea de investigación sobre el desempeño docente en las especialidades médicas en México y favorece el fortalecimiento de la cultura de evaluación.

Evaluación del desempeño docente mediante tres estrategias.

El objetivo fue evaluar el desempeño docente de los profesores de Salud Pública I de la Facultad de Medicina de la Universidad Nacional Autónoma de México (UNAM) mediante tres estrategias. Métodos: La evaluación se llevó a cabo bajo un modelo mediacional mediante tres estrategias: opinión del estudiante, autoevaluación y aprovechamiento académico de los estudiantes. Se aplicó estadística descriptiva, prueba t de Student, y ANOVA. Resultados: Se evaluaron 20 profesores de Salud Pública I, lo que representa el 57% del total que imparte la asignatura. El desempeño del profesor por autoevaluación fue valorado alto en comparación con la opinión del estudiante; se confirmó con el análisis estadístico que la diferencia fue significativa. Para mayores detalles de la metodología empleada consultar el artículo de Martínez González 2011.

La diferencia entre las tres estrategias de evaluación se hizo más notoria entre la autoevaluación y la puntuación obtenida por los estudiantes en su aprovechamiento académico. En la figura siguiente, el eje de las x muestra a los diferentes profesores y el eje de las y, los resultados de las tres estrategias de evaluación. Los círculos claros representan la evaluación del desempeño docente por opinión del estudiante (OE), los círculos negros según la autoevaluación (AE) y los rombos grises el aprovechamiento académico (AA) de los estudiantes. Asimismo, las barras constituyen los promedios de las evaluaciones de todos los profesores de la asignatura; la barra clara según la OE ($\bar{X} \pm DE = 87.60 \pm 11.88$), la negra por AE ($\bar{X} \pm DE = 94.12 \pm 3.48$) y la gris el AA de los estudiantes (egreso ajustado) ($\bar{X} \pm DE = 78.89 \pm 3.48$).

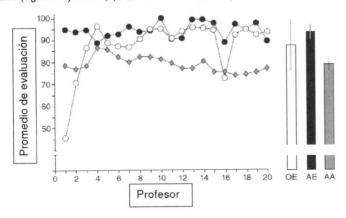

El análisis estadístico con ANOVA de un factor y con una post hoc de Scheffé arrojó diferencias significativas entre el promedio total obtenido por el grupo de profesores OE vs AE ($p < 0.03$); OE vs AA ($p \leq 0.002$), y AE vs AA ($p < 0.001$).

Los resultados de este estudio orientan a que la tercer estrategia propuesta (aprovechamiento académico) tiene menor subjetividad y un gran potencial de desarrollo con el avance de la psicometría, ya que tiene como base los exámenes de opción múltiple que se consideran por la mayoría de los autores validos y confiables cuando se elaboran adecuadamente y también se deben considerar otros instrumentos que evalúen no solamente el conocimiento, sino también habilidades y destrezas clínicas por medio del examen clínico objetivo estructurado (Anderson, 2004; Collins, 2006; McCoubrie, 2004). Esto no descarta la gran utilidad que tiene la opinión de los estudiantes y en menor grado la autoevaluación. Es necesario continuar con esta línea de investigación y confirmar los resultados encontrados en este trabajo, que forma parte de un estudio más amplio.

Conclusiones: La integración de las tres estrategias nos aporta una visión más completa de la calidad del desempeño docente. Al parecer, la estrategia de aprovechamiento académico tiene una mayor objetividad en comparación con la opinión de los estudiantes y la autoevaluación.

La profesionalización del educador médico y la evaluación del desempeño docente.

A finales de los setenta se gesta en el campo de la formación de docentes y de profesionales el interés por la profesionalización de la docencia (Hirsh, 1990; Morán, 1987). Esta idea de profesionalización postula dignificar el trabajo de los profesores. Se considera al docente como un sujeto activo, participativo, consciente de las determinaciones socio-históricas que enmarcan la realización de su práctica (Furlán y Remedi, 1989).

Generalmente, la docencia no es visualizada como una profesión, sino como un proceso de formación inicial. Al igual que en otras disciplinas, en medicina, el que una persona tenga estudiantes a su cargo e imparta clases no significa ser docente. Se torna necesario establecer una formación docente universitaria donde se recorran diversos momentos formativos, como en un *continuum*. Danielson (1996, 2007), destaca tres estadios en el desempeño docente, a) si el docente es recién titulado se encuentra en el nivel de novato; b) se vuelve competente, cuando ya tiene cierta experiencia adquirida por la forma en que desarrolla su carrera docente; 3) llega al nivel de experto, cuando logra una excelencia profesional. El docente experimenta un desarrollo a lo largo de su carrera y este hecho exige un sistema de promoción que en la práctica le permita asumir mayores niveles de compromiso y responsabilidad con su propia superación académica, con la institución educativa y la sociedad, e igualmente le merezca reconocimiento por su formación y su desempeño docente, pues todo ello derivará en la calidad de la educación médica.

En la siguiente Figura se muestra la prospectiva de la profesionalización del educador médico y de la evaluación del desempeño docente desde 1970 hasta el 2015. Adaptado de Harden,RM. Medical teacher (2000) Evolution or revolution and the future of medical education 22(5), 435-42.

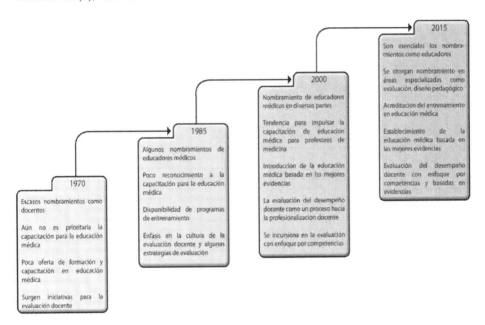

La profesionalización docente desde esta perspectiva, postula que la carrera docente no consiste en la suma de años ejercidos, ni en la repetición de los temas a través de los años, sino en la socialización e impacto de intervenciones pedagógicas en el aprendizaje de los estudiantes, para generar una experiencia docente real. Esta construcción progresiva tendría su correlato en diferentes niveles de desempeño que deberían ser evaluados mediante diversas estrategias. Con la aplicación de las estrategias de evaluación del desempeño docente se busca profesionalizar la docencia y orientarla hacia la docencia basada en la evidencia. Es decir, utilizar mecanismos de enseñanza-aprendizaje que hayan sido útiles para los estudiantes en medicina. También permite generar indicadores diferenciadores de calidad y aprovecharla al máximo en beneficio del profesor, de los estudiantes, de los pacientes y de la institución. Es necesario vincular más la evaluación no sólo con compensaciones económicas, sino principalmente con la formación docente, la planeación y las condiciones institucionales.

Esta meta implica transitar hacia procesos de certificación del educador médico, y que la institución facilite el desarrollo profesional permanente con procesos de formación en el campo psicopedagógico con la realización de posgrados y nombramientos en áreas especializadas de la educación médica, sin descuidar el campo disciplinario. Se hace imprescindible la creación del Sistema Nacional de Docentes, el cual utilizaría indicadores precisos en la identificación de los profesores de excelencia, cuyas características podrían generalizarse a la práctica docente, asimismo se promovería el desarrollo profesional en docencia.

Referencias bibliográficas

Abrami, P.C., D'Apollonia, S. & Cohen, P.A. (1990). Validity of student ratings of instruction: what we know and what we do not. *Journal of Educational Psychology, 82*, 219-31.

Anderson, G. (1998). *Fundamentals of educational research,* Londres, Inglaterra: Falmer Teachers' Library.

Anderson, J. (2004). Multiple choice questions revisited. *Medical Teacher, 26*, 110-113.

Aparicio, J., Tejedor, J., & San Martín, R. (1982). La enseñanza universitaria vista por los alumnos: un estudio para la evaluación de los cursos de enseñanza superior. Memoria de investigación del X Plan Nacional de Investigación. Educativa. ICE, Universidad Autónoma de Madrid. 90-98.

Arámburo, V., Luna, E. y Cordero, G. (2009, septiembre). *La influencia de las características del profesor y las del curso en los puntajes de evaluación del desempeño docente por los alumnos.* Trabajo presentado en el X Congreso Nacional de Investigación Educativa, Veracruz, México.

Banta, T. W. (2003). Portfolio assessment: uses, cases, scoring and impact. Assessment update collection. San Francisco. EUA: Jossey-Bass.

Biggs, J. (1999). What the student does: teaching for enhanced learning. *Higher Education Research & Development, 18*(1), 57-75.

Carlos, G.J. (2005). El profesor efectivo en educación superior. F.Fierro y MH García (Comps.) Pensamiento didáctico y práctica docente. México, UNAM, 15-67.

Centra, J.A. (1973). The Student Instructional Report: Its development and uses. Educational Testing Service. Princeton, New Jersey,

Centra, J.A. (1993). Reflective faculty evaluation: enhacing teaching and determining faculty effectiveness. San Francisco: Jossey Bass. 80-93

Centro Nacional de Evaluación para la Educación superior (2000). Estándares de calidad para instrumentos de evaluación educativa. México: Autor.

Cohen P.A. (1990). Effectiveness of student-rating feedback for improving college instruction: a meta-analysis of findings. *Research in Higher Education, 13*, 321-41.

Coll, C. & Solé, I. (2001). Enseñar y aprender en el contexto del aula. Palacios y A. Marchesi (Coords.), *Desarrollo psicológico y educación 2. Psicología de la educación escolar.* Madrid: Alianza. 357-386.

Collins, J. (2006). Educational techniques for lifelong learning: writing multiple choice questions for continuing medical education activities and self assessment modules. RadioGraphics, 26, 543-551.

Crispín, M. L. (1998). *Vinculación de procesos evaluativos a la formación de docentes universitarios.* Tesis de doctorado no publicada, Universidad Anáhuac, Distrito Federal, México.

Danielson, C. (1996, 2007). Enhancing Professional Practice: A framework for teaching, 1st and 2nd editions, Association for Supervision and Curriculum Development (ASCD), Alexandria, Virginia.

Department of Education Australia (1994). *Principles of effective learning and teaching.* Queensland Dept of Education, Brisbane Australia, Guides.

Des Marchais, J.E. (1999). A Delphi technique to identify and evaluate criteria for construction of PBL problems. Medical Education, 33, 504-508.

Díaz Barriga, F. & Hernández, G. (1998). *Estrategias docentes para un aprendizaje significativo. Una interpretación constructivista.* México: McGraw Hill.

Elizalde, L. & Reyes, R. (2008). Elementos clave para la evaluación del desempeño de los docentes. *Revista Electrónica de Investigación Educativa.* Consultado 15 de marzo 2010, Recuperado de http://redie.uabc.mx/NumEsp1/contenidoelizaldereyes.html

Eva, K.W., & Regehr, G. (2005). Self-assessment in the health professions: a reformulation and research agenda. *Journal of the Association of American Medical Colleges, 80*(10), 46-54.

Facultad de Medicina UNAM. Informe Anual 2010 [Internet]. México; Universidad Nacional Autónoma de México; 2010 [citado 10 de octubre 2011] 99p. Disponible en: http//www.facmed.unam.mx/marco/index.php?dir_ver=109

Fallon, M. S., Croen, G. L. & Shelov, P. S. (1987). Teachers and students ratings of clinical teaching and teachers´ opinions on use of student evaluations. *Journal of Medical Education, 62*, 435-438.

Fernández, J. (2008). Valoración de la calidad docente: el profesorado. Un modelo de evaluación circular. Madrid: Complutense.

Finucare. P., Allery, L.A., & Hayes, T.M. (1995). Comparison of teachers at a 'traditional' and 'innovative' medical school. *Medical Education, 29*, 104-109.

Fraenkel, JR., & Wallen, N.E. (2000). *How to design and evaluate research in education.* Toronto: McGraw-Hill Inc.

Franks, N.R., & Richardson, T. (2006). Teaching in tandem-running ants. *Nature 439*(12), 153-58.

Furlán Alfredo y Eduardo Remedi. 1989. Discurso curricular, elección de la actividad, organización del contenido. Tres prácticas que se reiteran. Reflexiones sobre nuestra experiencia en la ENEP–Iztacala (1974–1982)", en *Experiencias curriculares en la última década*, México, Depto. Inv.Educ.CINVESTAV–IPN,

García-Carrasco, J. (1984). *Teoría de la educación. Diccionario Ciencias de la Educación*. Madrid, España: Anaya.

García, J. M. (2001). Diez consejos para hacer fracasar la implantación de un sistema de evaluación de la docencia. En M. Rueda, A. Díaz Barriga y M. Díaz, Evaluar para comprender y mejorar la docencia en la educación superior. México: Universidad Autónoma Metropolitana-Universidad Nacional Autónoma de México-Universidad Autónoma Benito Juárez de Oaxaca. pp. 104-111

García-Cabrero, B., Loredo, J., Carranza, G., Figueroa, A., Arbesú, I., Monroy, M., & Reyes, R. (2008). Aproximaciones teórico-metodológicas en los trabajos de la RIED: consideraciones en torno a la construcción de un modelo de evaluación de la práctica docente. En Rueda, M. (coodinador). La evaluación de los profesores como recurso para mejorar su práctica. México: UNAM/ Plaza y Valdés.

García, G. J. M. (2000). ¿Qué factores extraclase o sesgos afectan la evaluación docente en la educación superior? Revista Mexicana de Investigación Educativa, 5(10), 305-323.

Garcia, M.C., Laguna, J. Campos, J.O., Ruiz, R., & Martínez, A. (2001). Competencias académicas de los tutores del posgrado en ciencias de la tierra de la UNAM. GEOS 21, 47-54.

Gardner, R. C. (2003). Estadística para Psicología usando SPSS. México: Prentice Hall.

Gimeno-Sacristán. J., & Pérez-Gómez, A. (1989). *La enseñanza: su teoría y su práctica*. Madrid, España: AKAL.

Greenwald, A.G. & Gillmore, G.M. (1997). No Pain, No Gain? The Importance of Measuring Course Workload in Student Ratings of Instruction. Journal of Educational Psychology, 89 (4), 743-751.

Greenwald, A. G. (1997). Validity concerns and usefulness of student ratings of instruction. American Psychologist, 52, 1182-1186.

Gruppen, L.S., Simpson, D., & Searle, N. (2006). Educational fellowship programs: common themes and overarching issues. Academic Medicine, 11, 990-4.

Gutiérrez, O. (2005). Educación y entrenamiento basados en el concepto de competencia: Implicaciones para la acreditación de los programas de Psicología. Revista Mexicana de Psicología, 22, 253-270.

Haladyna, T. & Hess, R.K. (1994). The detection and correction of bias in student ratings of instruction. Research in Higher Education, 35(6), 669-687.

Harden, R.M., & Crosby, J. (2000). The good teacher is more than a lecturer-the twelve roles of the teacher AMEE Guide No. 20. Medical Teacher, 22(4), 334-347.

Hativa, H. (2000). Becoming a better teacher: A case of changing the pedagogical knowledge and beliefs of law professors. Instruccional Science 28, 491-523.

Hernández, L. & Sánchez-Sosa, J. J. (2005). El aseguramiento de la validad de los programas de formación en Psicología profesional en México. Revista Mexicana de Psicología, 22, 271-286.

Hirsh, A. (1990). Investigación superior. Universidad y formación de profesores. México: Trillas.

Ibáñez-Martin, J.A. (1990). Dimensiones de la competencia profesional del profesor universitario. Revista Española de Pedagogía, 186, 239-257.

Irby, D.M., Gillmore, G.M., & Ramsey, P.G. (1987). Factors affecting ratings of clinical teachers by medical students and residents. Journal of Medical Education, 62(1), 1-7.

Isaacs, D. (1977). Cómo evaluar los centros educativos. Instrumentos y procedimientos, EUNSA, Pamplona.

King, R.G., Paget, N.S., & Ingvarson, L.C. (1993). An interdisciplinary course unit in basic pharmacology and neuroscience. *Medical Education, 27*, 229-237.

Lancaster, C. J., Ross, G. R., & Smith, I. K. (1988). Survey of practices in evaluating teaching in U.S. medical schools, 1978 and 1986. *Journal of Medical Education, 63*, 913-914.

Lombarts, M.J., Arah, O.A., Busch, O.R., & Heineman, M.J. (2010). Using the SETQ system to evaluate and improve teaching qualities of clinical teachers. Nederlands Tijdschr Geneeskd, 154, 1222.

Loredo, J, Romero, R, & Inda, P. (2008). Comprensión de la práctica y la evaluación docente en el posgrado a partir de la percepción de los profesores. *Revista Electrónica de Investigación Educativa.* Recuperado de http://redie.uabc.mx/NumEsp1/contenido-loredoromeroinda.html

Lucares-Robledo, N. (1983). Modelos de análisis del comportamiento docente. Academia Superior de Ciencias Pedagógicas de Valparaiso, Chile, 17-21.

Luna, E. & Torquemada, A. (2008). Los cuestionarios de la evaluación de la docencia por los alumnos: balance y perspectivas de su agenda. *Revista Electrónica de Investigación Educativa.* Recuperado de: http://redie.uabc.mx/contenido/NumEsp1/contenido-lunatorquemada.pdf

Luna, S.E. (2000). La participación de docentes y estudiantes en la evaluación de la docencia. México: UABC-Plaza y Valdés. 70-72

Maniscalco, T.M. (2011). Tutoria quirúrgica: una habilidad fundamental. Cirugía y Cirujanos, 79, 40-43.

Manterola, C. (1995). La formación docente: un reto imprescindible. *PLANILUC, 21,* 73-93.

Marsh, H., Fleiner, H., & Thomas, C. (1975). Validity and usefulness of student evaluations of instruccional quality. *Journal of Educational Psychology, 67*(6), 833-39.

Marsh, H.W. (1984). Student's evaluations of university teaching: dimensionality, reliability, validity, potential biases and utility. *Journal of Educational Psychology, 76*(5), 707-54.

Marsh, H. W. (1987). Students' evaluations of university teaching: Research findings, methodological issues, and directions for future research. *International Journal of Educational Research, 11*, 253-388.

Marsh, H. W. y, Roche, A. L. (1997). Making students' evaluations of teaching effectiveness effective. The critical issues of validity, bias, and utility. *American Psychologist, 52* (11), 1187-1197.

Marsh, H. W. (2001). Distinguishing between good (useful) and bad workloads on students' evaluations of teaching. American Educational Research, 38 (1),183-212.

Martínez, A., Laguna, J., Romero, R., Ruiz, R., & García, M.C. (2001). Competencias académicas de los tutores de maestría y doctorado en historia de la UNAM. Históricas, 62, 29-39.

Martínez-González, A., Sánchez-Mendiola, M., & Martínez-Stack, J. (2010). Los cuestionarios de opinión del estudiante sobre el desempeño docente. Una estrategia institucional para la evaluación de la enseñanza en Medicina. Revista Electrónica de Investigación Educativa, 12(1). Recuperado de http://redie.uabc.mx/vol12no1/contenido-mtnzschez.html

Martínez-González, A., López, J., Herrera, P., Ocampo, J., Petra, I., Uribe, G., García, M.C., & Morales, S. (2008). Modelo de competencias del profesor de Medicina. *Educación Médica, 11*(3), 157-167.

Martínez-González, A., Lifshitz-Guinzberg, A., Ponce-Rosas, R., & Aguilar, V. (2008). Evaluación del desempeño docente en cursos de especialización médica. Validación de un cuestionario. *Revista Médica del Instituto Mexicano del Seguro Social, 46*(4), 375-382.

Martínez-González, A., Moreno-Altamirano, L., Ponce-Rosas, R., Martínez-Franco, Al., Urrutia-Aguilar, E. (2011). Evaluación del desempeño docente en Salud Pública mediante tres estrategias. Gaceta Médica de México, 147, 234-243.

Martínez-González A., Sierra-Martínez, L., García-Durán, R., Salazar-Valadez, A., Morales-López, S., Valenzuela-Romero, R., Sánchez-Mendiola, M. (2012). Evaluación del desempeño docente en los cursos de especializaciones médicas de la Facultad de Medicina de la UNAM, en el Hospital General Dr. Manuel Gea González. Revista de Investigación en Educación Médica, 1(1), 14-20.

Mayo, P.W., Donnelly, M.B., & Schwartz, R.W. (1995). Characteristics of the ideal problem – based learning tutor in clinical medicine. Evaluation & The Health Professions, 18(2), 124–136.

Mazón, J.J., Martínez, J., & Martínez-González, A. (2009). La evaluación de la función docente mediante la opinión del estudiante. Un nuevo instrumento para nuevas dimensiones: COED. Revista de la Educación Superior, 38(1), 113-139.

McCoubrie, P. (2004). Improving the fairness of multiple-choice questions: a literature review. Medical Teacher, 26, 709-712.

McDonald, D. S. & Johnson, R. D. (2003). Grade Distribution and Its Impact on CIS Faculty Evaluations:1992-2002. Information Systems Education Journal. Volume 1, Number 42 http://isedj.org/1/42/ . Consultado en Diciembre de 2007.

McKeachie, W.J. (1996). Students ratings of teaching. J. England, P Hutchings y W. McKeachie (Eds.). The professional evaluation of teaching. American Council of Leanrned Societies, Occasional Papel 33. http://www.acls.org/op33.htm

McKeachie, W.J. (1997). Student ratings. The validity of use. American Psichologist, 52, 1218-1225.

Medina, R., Sevillano, M. L. (1997). El currículo, fundamentación, diseño, desarrollo y evaluación. España: IMPRESA.

Miras, M., Solé, I. (1990). La evaluación del aprendizaje y la evaluación en el proceso de enseñanza y aprendizaje. Madrid: Alianza.

Modell, H.I. (2004). Evolution of an educator: lessons learned and challenges ahead. Advances in Physiology Education, 28, 88-94.

Monereo, C. & Pozo, J.I. (2003). La universidad ante la nueva cultura educativa. Enseñar y aprender para la autonomía. Madrid: Síntesis-ICE/UAB.

Moran, P. (1987). Formación de profesores y profesionalización de la docencia. Una consideración desde la perspectiva del CISE, en Cuaderno de Trabajo. Foro Nacional sobre Formación de Profesores Universitarios, ANUIES–SEP–CISE–UNAM, México.

Mullan, B. P., Wolf, F. M. & Ertel, K. I. (1989). Residents' evaluation of behavioral pediatrics instruction. *Medical Education, 23*, 447-452.

Paredes-Sierra R., & Rivero-Serrano, O. (2001). El papel de la medicina general en el Sistema Nacional de Salud. Seminario El ejercicio actual de la medicina. Facultad de Medicina, UNAM. 2001. Disponible en: http://www.facmed.unam.mx/eventos/seam2k1/2001/ponencia_may_2k1.htm

Pérez, B.A, & Viniegra, L. (2003). La formación de profesores de medicina. Comparación de dos estrategias educativas en el aprendizaje de la crítica de la información. Revista de Investigación Clínica, 55, 281-288.

Peterson, K. (2000). Authentic Assessment. Beyond portfolios to teacher dossiers. Teacher evaluation. California: Corwin Press.

Popham, W.J., & Baker, E.L. (1970). Systematic instruction. Englewood-Cliffs, NJ, Prentice Hall. 57-68

Popham, WL. (1974). Minimal competencies for objetives oriented: teachers education programs. *Journal of Teacher Education, 25*, 68.

Rodríguez, R., Martínez, A., Ponce, R., Colina, C., Contreras, E. (2000). Una nueva estrategia para evaluar la calidad del desempeño docente en las IES. Resultados de su aplicación en la aplicación en la Facultad de Medicina. *Revista de Educación Superior, 115*, 129-141

Rueda, M., Elizalde, L., & Torquemada A. (2003). La evaluación de la docencia en universidades mexicanas. *Revista de Educación Superior, 32*(3), 71-77.

Rueda, M. (2006). La gestión de los programas de evaluación de la docencia en la universidad. Ponencia presentada en la reunión de la Association Francophone Internationale de Recherche Scientifique en Education (AFIRSE), Versalles, Fr.

Sánchez-Sosa, J., Martínez-Guerrero, J. (1993). Diagnóstico y realimentación del desempeño docente mediante evaluaciones de alumnos. *Revista Mexicana de Psicología, 10*(2), 153-173.

Searle, N.S., Hetem, C.H., Perkowsky, L., & Wilferson, L. (2006). Why invest in an educational fellowship program. *Academic Medicine, 81*, 936-40.

Seldin, P. (1993). How colleges evaluate professors: 1983 versus 1993. AAHE Bulletin, pp. 6-8.

Seldin, P. (1993). The use and abuse of student ratings of professors. *The chronicle of Higher Education, 39*(46), 40.

Seldin, P. & Annis, L. (1990). The teaching portfolio. *Journal of Staff, Program and Organizational Development, 8*, 197-201.

Shapiro, E.G. (1990). Effect of Instructor and class characteristics on students' class evaluations. *Research in Higher Education, 31*(2), 135-148.

Slotnick, B. H., Rusell, G. & Durkovich, G. (1975). Dimensions of medical students' perceptions of instruction. *Journal of Medical Education, 50*, 662-666.

Solabarrieta, J. (1996). Modelos de evaluación del profesor. En F. J. Tejedor & J. L.Rodríguez-Dieguez, (1996). *Evaluación Educativa II. Evaluación Institucional. Fundamentos teóricos y aplicaciones prácticas. Documentos didácticos* 157. Salamanca: IUCE. Universidad de Salamanca.

Stufflebeam, D. (1993). Evaluación sistemática. Barcelona, España: Paidós.

Theall, M., Franklin, J. (2000). Creating responsive student ratings systems to improve evaluation practice. *New Directions for teaching and learning, 83*, 95-107

Ting, K. F. (2001). A multilevel perspective on student ratings of instruction: Lessons from the chinese experience. Research in Higher Education, 41(5), 637-653.

Universidad Nacional Autónoma de México, Informe de labores 2009 de la Facultad de Medicina de la UNAM. (2009). Recuperado de http://www.facmed.unam.mx/marco/index.php?dir_ver=84

Urbano, V.G.; Aguilar, S. G. & Rubio, O.J. (2006). *Programa de Mejoramiento del Profesorado. Un primer análisis de su operación e impactos en el proceso de fortalecimiento académico de las universidades públicas.* Primera edición. Subsecretaría de Educación Superior. Secretaría de Educación Pública. México: SEP.

Valle, R.M., Alaminos, I., Contreras, E., Salas, L. E., Tomasini, P. & Varela, M. (2004). Student Questionnarie to Evaluate Basic Medical Science Teaching (METEBQ-B). *Revista Médica del Instituto Mexicano del Seguro Social, 42*(5).

Vega, M.A., Mejía, D.A., Veja, M.G., Yañez, V.J., & Romero, M.J. (2010). Propuesta de programa básico de educación en la especialidad de Cirugía General. Cirujano General, 32(4), 248-55.

Vega-Vega, J.L. (1986). *Psicología de la educación. Diccionario Ciencias de la Educación.* Madrid, España: Anaya.

Villa, A. (1985). La evaluación del profesor: perspectivas y resultados. *Revista de la Educación Superior, 277,* 72.

Villegas, F., Sosa, C., Pérez, B., Soriano, R. E., Jiménez, M. A. & González, J. F. (2005). Perfil de las publicaciones efectuadas por cirujanos pediatras mexicanos (1991-2002). Cirugía y Cirujanos, 73 (5), 333-338.

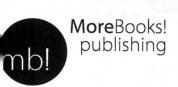
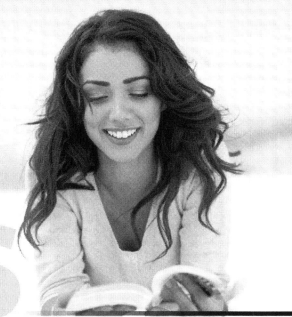

Printed in Great Britain
by Amazon